Zurück ins Leben

Ulrich Scherrmann
Zurück ins Leben

Gesundheit erhalten – Leistung stärken.
Selbst-Coaching nach Burnout oder Depression

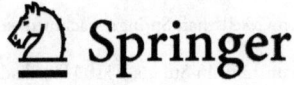 Springer

Ulrich Scherrmann
Scherrmann-Beratung
Gais, Schweiz

ISBN 978-3-658-39646-6   ISBN 978-3-658-39647-3 (eBook)
https://doi.org/10.1007/978-3-658-39647-3

Die Deutsche Nationalbibliothek verzeichnet diese Publikation in der Deutschen Nationalbibliografie; detaillierte bibliografische Daten sind im Internet über http://dnb.d-nb.de abrufbar.

© Der/die Herausgeber bzw. der/die Autor(en), exklusiv lizenziert an Springer Fachmedien Wiesbaden GmbH, ein Teil von Springer Nature 2022
Das Werk einschließlich aller seiner Teile ist urheberrechtlich geschützt. Jede Verwertung, die nicht ausdrücklich vom Urheberrechtsgesetz zugelassen ist, bedarf der vorherigen Zustimmung des Verlags. Das gilt insbesondere für Vervielfältigungen, Bearbeitungen, Übersetzungen, Mikroverfilmungen und die Einspeicherung und Verarbeitung in elektronischen Systemen.
Die Wiedergabe von allgemein beschreibenden Bezeichnungen, Marken, Unternehmensnamen etc. in diesem Werk bedeutet nicht, dass diese frei durch jedermann benutzt werden dürfen. Die Berechtigung zur Benutzung unterliegt, auch ohne gesonderten Hinweis hierzu, den Regeln des Markenrechts. Die Rechte des jeweiligen Zeicheninhabers sind zu beachten.
Der Verlag, die Autoren und die Herausgeber gehen davon aus, dass die Angaben und Informationen in diesem Werk zum Zeitpunkt der Veröffentlichung vollständig und korrekt sind. Weder der Verlag, noch die Autoren oder die Herausgeber übernehmen, ausdrücklich oder implizit, Gewähr für den Inhalt des Werkes, etwaige Fehler oder Äußerungen. Der Verlag bleibt im Hinblick auf geografische Zuordnungen und Gebietsbezeichnungen in veröffentlichten Karten und Institutionsadressen neutral.

Einbandabbildung: Bouquetin dans le vercors © jcfeliu/stock.adobe.com

Planung/Lektorat: Eva Brechtel-Wahl
Springer ist ein Imprint der eingetragenen Gesellschaft Springer Fachmedien Wiesbaden GmbH und ist ein Teil von Springer Nature.
Die Anschrift der Gesellschaft ist: Abraham-Lincoln-Str. 46, 65189 Wiesbaden, Germany

Für meine Frau Karin und für meine Klienten in Dankbarkeit für das geschenkte Vertrauen!

Vorwort

«Ich habe grossen Respekt vor dem Wiedereinstieg in meinem Beruf nach diesem Reha-Aufenthalt!»

«Ich möchte nicht noch einmal in die Situation geraten, dass ich mit meinen Kräften total am Ende bin. Ich hoffe, dass ich die hier in der Klinik gelernten Hilfen auch in meinem privaten und beruflichen Alltag anwenden kann!»

Solche und ähnliche Sätze sind mir in den letzten Jahren als Coach häufig begegnet. Die vielen Klienten, die ich in ihrem Rückkehrprozess «Zurück ins Leben» begleiten durfte, waren sehr froh, dass sie wieder in einem stationären (oder seltener ambulanten) Klinikaufenthalt zu Kräften kamen und ihre berufliche und private Situation klären konnten. Gleichzeitig war sehr viel Unsicherheit vorhanden, ob sie die notwendigen Veränderungen auch bewältigen können. Der Wechsel vom geschützten Rahmen einer Klinik, in der sie mit Menschen, die das gleiche Schicksal erlitten hatten, eine Solidargemeinschaft bildeten, in den «normalen Alltag» war nicht selten mit grossen Ängsten und Verunsicherungen behaftet.

Vor allem die berufliche Situation beschäftigte sie sehr stark: *«Schaffe ich es wieder, eine gute Leistung zu bringen oder muss ich den Arbeitsplatz oder die Stelle wechseln?»* *«Wie werden meine Kollegen reagieren? Zeigen sie Verständnis für meine Situation und meine noch geringe Belastbarkeit?»* *«Kann ich das konflikthafte Verhältnis zu meinem Chef, das mich an den Rand meiner Kräfte gebracht hat, konstruktiv gestalten oder muss ich kündigen?»*

Diese und viele andere Aussagen und Erfahrungen brachten die Klinik Gais (Schweiz) und die SWICA Gesundheitsorganisation dazu, im Jahr

2013 das Projekt «Zurück ins Leben» zu initiieren. Die SWICA bot im Rahmen eines exklusiven Projektes die Möglichkeit, im Anschluss an den stationären Aufenthalt an einem ambulanten Coaching teilzunehmen. Es handelte sich hierbei um ein Zusatzangebot zu den bereits bestehenden Therapien. Das Ziel war es, dass die Klienten die erreichten Erfolge ihres Aufenthaltes in der Klinik Gais in ihren beruflichen und privaten Alltag integrieren konnten und damit die Möglichkeiten hatten, ihre Gesundheit und Leistungsfähigkeit beim Wiedereinstieg ins Berufs- und Arbeitsleben zu stärken.

In diesen Kontext durfte ich als Reha-Coach viele Menschen in ihren sehr individuellen «Rückkehrprozessen» begleiten. Gleichzeitig tauchten immer wieder auch gemeinsame Themen auf, sodass die Idee reifte, diese und den damit verbundenen konstruktiven Umgang nicht nur in meinen Coaching-Sitzungen anzubieten, sondern ihn auch einem breiteren Publikum zugänglich zu machen.

Das vorliegende Buch richtet sich daher an Betroffene, die vielleicht nicht diese zusätzliche Unterstützung haben, sondern ihren Weg allein finden müssen. Viele der Tools sind im Selbst-Coaching oder mit Unterstützung einer vertrauensvollen Person anwendbar.

Es soll an dieser Stelle auch betont werden, dass die vorgestellte Arbeitsweise und die entsprechenden Themen neben Burnout oder Depression auch für viele andere Erkrankungen hilfreich sein können. Ich denke hier v.a. an Herz-Kreislauf-Erkrankungen, an internistische Behandlungen mit nachfolgendem Reha-Aufenthalt bzw. nach dem Austritt aus einer Akutklinik.

An dieser Stelle möchte ich mich ganz herzlich für das Vertrauen bedanken, das «meine» Klienten mir entgegengebracht haben. Mein Dank gilt aber auch den Initianten des Projekts «Zurück ins Leben», namentlich Herrn Erich Scheibli, Leiter Care-Management SWICA Gesundheitsorganisation und seiner Vorgängerin, Frau Janine Ammann, den (ehemaligen) Chefärzten der Klinik Gais, Dr. med. Torsten Berghändler und Dr. med. Thomas Baisch. Ich bedanke mich bei Frau Elke Broos, Fachärztin für Psychiatrie und Psychotherapie, für die kritische Lektüre des Manuskriptes und beim Chefarzt der Clinica Holistica Engiadina in Susch, Dr. med. Dipl. Theol. Michael Pfaff für vielfältige Anregungen. Nicht zuletzt gilt mein Dank auch den SWICA-Care-Manager*innen in den Regionaldirektionen St. Gallen und Winterthur, vertreten durch Iris Ritschard und Mark de Bruijn.

Hinweis: Die Tools im Buch sind kein Ersatz für eine psychotherapeutische oder psychiatrische Behandlung. Sie bauen auf den positiven

Erfahrungen während eines (ambulanten oder stationären) Klinikaufenthaltes auf und helfen, wichtige Erkenntnisse und Elemente in den beruflichen und privaten Alltag zu integrieren.

Ulrich Scherrmann

Inhaltsverzeichnis

Teil I   Hintergrundinformationen

1	Zur Entstehungsgeschichte des Buches	3
2	Hinweise für den Leser	5
3	**Coaching-Perspektiven**	7
	3.1 Personale Ebene	7
	3.2 Arbeitssituation	8
4	**Einige Grundlagen zu Burnout und Depression**	11
	4.1 Definition und Symptome	11
	4.2 Burnout – eine Krankheit?	12
	4.3 Burnout und Depression	15
5	**Auslösefaktoren für ein Burnout**	17
	5.1 Personale Faktoren	18
	5.2 Organisationale Faktoren	22
	5.3 Fragebogen zur Ursachenanalyse für ein Burnout/eine Depression	30

Teil II   Der Rückkehrprozess

6	**Unterstützung durch Sozialversicherungen**	35
	6.1 Schweiz: Invalidenversicherung (IV)	35
	6.2 Deutschland: Deutsche Rentenversicherung	36
	6.3 Österreich: Sozialministerium	36

7	Situationen im «Rückkehrprozess» – ein Überblick	37
7.1	Ende des Klinikaufenthalts	37
7.2	Wieder zuhause	39
7.3	Rückkehr an den Arbeitsplatz	40
7.4	Tiefere Begegnung mit mir selbst	42

Teil III Grundlegende Veränderunden

8	Selbstführung	45
8.1	Motivation	45
8.2	Umgang mit Stress	51
9	«Einen Schritt zurücktreten»: Welchen Sinn hat/hatte meine Erkrankung?	59
9.1	Die Sinnfrage als Anfrage an das Bisherige	59
9.2	Salutogenese: Gesunderhaltung durch Verstehbarkeit – Handhabbarkeit – Bedeutsamkeit	66
9.3	Leben in der Arbeit	68
9.4	Grundhaltungen und «die Stille»	69

Teil IV Tools Für Das Selbst-Coaching

10	Motivation und Struktur für den Alltag	73
10.1	Wochenplan für Körper, Seele, Geist	73
10.2	Ein motivierendes Zukunftsbild „erschaffen"	75
10.3	«Meine Schritte in die Zukunft»	78
11	Veränderungen am Arbeitsplatz anstreben	81
11.1	«Zeitmanagement für Einsteiger»	81
11.2	Hilfen in der Arbeitsorganisation	84
11.3	Psychohygiene und Rituale am Arbeitsplatz	86
11.4	Erhebung personaler und organisationaler Belastungsfaktoren	87
11.5	«Die Organisation im Blick»	89
11.6	Position – Funktion – Rolle(nklarheit)	91
11.7	Rückkehr an den Arbeitsplatz – Gespräch mit dem Vorgesetzten	95
12	Grundlegende Übungen	99
12.1	«Zentrierung»	99
12.2	«Liebende Achtsamkeit»	100

12.3	«Meine Energiebilanz»	102
12.4	«Meine (Erfolg-)Treppe»	104
12.5	Meine Kraftquellen	105
12.6	«Säen – wachsen – ernten – zerstören» – ein Blick auf mein gegenwärtiges Leben	107
12.7	«Tu Deinem Körper Gutes, damit die Seele Lust hat, in ihm zu wohnen»	108
12.8	Stille als «heilende Qualität»	110
12.9	Schweigen – Hören	112

13 «Knifflige Situationen» 115
13.1	Negative Grunderfahrungen und ihre Folgen	115
13.2	Triggermomente aktiv angehen	117
13.3	Achtung Falle: «Ich will wieder leben wie früher»	119

14 «Entscheidungen stehen an» 123
14.1	Klärungshilfe: «Begegnung mit einer weisen Person»	124
14.2	«Meine Lebenslinie»	126
14.3	Lebens- und Berufsplanung	128
14.4	Wohin soll es gehen? – Die Straße des Lebens	131
14.5	Entscheidungen treffen: Diamond of opposite	133

15 Besonderheiten von Führungskräften 137
15.1	Ursachensuche: personale und/oder organisationale Gründe	137
15.2	«Die Organisation im Blick»	142
15.3	Weitere Themen	144

Teil V Materialien

16 Anhänge 147
16.1	Anhang: Fragebogen: Was brachte mich ins Burnout – in die Depression?	147
16.2	Anhang: Wochenplanung «Zurück ins Leben»: Montag, ___ bis Samstag, ___	152
16.3	Anhang: Arbeitsblatt: Personale und organisationale Belastungsfaktoren	153
16.4	Anhang: «Tagebuch der liebenden Aufmerksamkeit» vgl. Kap. 12.2	154
16.5	Anhang: Checkliste Rückkehr an Arbeitsplatz – Gespräch mit Vorgesetztem	155

16.6 Anhang: «Meine Energiebilanz» 156
16.7 Anhang: Meine Kraftquellen 157
16.8 Anhang: «Säen – wachsen – ernten – aufgeben»:
Ein Blick auf mein gegenwärtiges Leben 159
16.9 Anhang: Berufs- und Lebensplanung 160
16.10 Anhang: Formular «Diamond of opposite» 164

Literatur 165

Abbildungsverzeichnis

Abb. 2.1	Beteiligte im Rückkehrprozess (in Auswahl)	6
Abb. 4.1	Dimensionen von Burnout	12
Abb. 4.2	DGPPN-Konzept zum Übergang von Arbeitsbelastung und Krankheit. (Mit freundlicher Genehmigung der DGPPN)	14
Abb. 5.1	Modell Auslösefaktoren für Burnout in Organisationen	18
Abb. 5.2	Eisbergmodell personaler Faktoren	19
Abb. 5.3	Neues Verhalten am Arbeitsplatz einüben/praktizieren	21
Abb. 5.4	Modell «Burnout-Waage»	24
Abb. 7.1	Phasen des Rückkehrprozesses	38
Abb. 8.1	Wünsche – Ziele – Etappen als Weg zu Motivation	47
Abb. 8.2	Wünsche werden zu(m) Ziel(en)	48
Abb. 8.3	Stress	52
Abb. 8.4	Stress-Sphären	53
Abb. 8.5	Stress-Sphären in einer Organisation	53
Abb. 9.1	Dimensionen von Sinnerfahrungen	61
Abb. 9.2	Sinn des Lebens – Sinn im Leben	65
Abb. 9.3	Salutogenese durch Erleben des Kohärenzgefühls	67
Abb. 9.4	Wichtige Grundhaltungen in der Einstellung zur Arbeit und zu Sinnfragen des Lebens	69
Abb. 10.1	Etappen zum motivierenden Zukunftsbild	79
Abb. 11.1	To-do-Liste	83
Abb. 11.2	Einfaches Organigramm mit möglichen Positionen	92
Abb. 11.3	Die Rolle zwischen Person und Organisation	93
Abb. 12.1	«Energiebilanz-Waage»	102
Abb. 12.2	Meine (Erfolgs-)Treppe	104
Abb. 13.1	Eisbergmodell personaler Faktoren	116

Abb. 13.2	Beispiel Triggermoment und neues Verhalten	118
Abb. 13.3	Sich von krankmachenden Situationen lösen	120
Abb. 14.1	Straße des Lebens	132
Abb. 14.2	„Diamond of opposite" mit den Schritten zu Variante 1 und 2	134
Abb. 14.3	Ergebnis eines „Diamond of opposite"	136
Abb. 15.1	Organisationsmodell der systemischen Organisationsentwicklung nach Häfele (2009, S. 50)	142

Tabellenverzeichnis

Tab. 4.1	Burnout-Symptome nach Burisch (2014), S. 25 f. – Auswahl durch Verfasser	13
Tab. 4.2	Vergleich Burnout und Depression	15
Tab. 5.1	Geheime Programme und Gegenprogramme	20
Tab. 8.1	Instrumentelle Stressbewältigung	57
Tab. 8.2	Beispiele regenerativer Stressbewältigung	57
Tab. 11.1	Überblickstabelle zu notwendigen Veränderungen aus Arbeitsblatt 16.1 im Anhang	88
Tab. 11.2	Hilfen zur Erarbeitung personaler und organisationaler Veränderungen	88
Tab. 11.3	Rollenerwartungen	94

Teil I

Hintergrund-
informationen

Das vorliegende Buch entstand aus einem Projekt der Klinik Gais (CH) für Psychiatrie und Psychosomatik und der SWICA-Gesundheitsorganisation, um u.a. die Nachhaltigkeit der im stationären Setting erzielten «Erfolge» zu sichern.

Es führte zu einem Coaching-Angebot für Klienten mit Burnout, Erschöpfungszuständen sowie Erschöpfungsdepressionen nach einem Reha-Klinikaufenthalt.

Im sogen. Reha-Coaching ist auf der personalen Ebene eine gute Zielfokussierung wichtig, d. h. es geht darum, wiederkehrende dysfunktionale Muster und deren Ursachen zu erkennen und Strategien zu entwickeln, um mit neuen Verhaltensweisen Situationen bewältigen zu können.

Die zweite wichtige Perspektive ist der Blick auf die Arbeitssituation, z. B. eine Verbesserung der Arbeitsorganisation, des Zeitmanagements oder des Umgangs mit Stress usw.

Nicht zuletzt soll zum besseren Verständnis eines Burnouts oder einer Depression ein kompakter Überblick über die beiden Phänomene mit ihren möglichen personalen und organisationalen Auslösefaktoren dienen.

1

Zur Entstehungsgeschichte des Buches

Im Jahr 2013 startete die SWICA-Gesundheitsorganisation, Winterthur, und die Klinik Gais/AR, Abteilung Psychiatrie und Psychosomatik, das Projekt «Zurück ins Leben» (SWICA 2013). Die Auslöser waren vielfältig: Einerseits zeigte sich in den vergangenen Jahren, dass psychische Störungen auch immense volkswirtschaftliche Kosten verursachen, die neben den direkten Behandlungskosten auch indirekte Kosten wie z. B. Absenzen am Arbeitsplatz, Produktivitätsverluste, Notwendigkeit von Neueinstellungen mit Einarbeitungskosten für neue Mitarbeiter u.v.m. umfassen. Andererseits zeigte sich im Care Management P (für Privatkunden), dass oftmals eine Nachhaltigkeit der im stationären Setting erzielten «Erfolge» nicht erreicht werden konnte, obwohl anschließend verschiedenste anerkannte ambulante Therapien durchgeführt wurden. Es kam zu Rückfällen und verschiedensten persönlichen, beruflichen und sozialen Krisen.

Dies führte das SWICA-Care-Management dazu, Coaching als ressourcen- und lösungsorientiertes Beratungsangebot einzusetzen. Das Ziel war, dass Klienten sowohl berufliche als auch persönliche und/oder sozialfamiliäre Herausforderungen nach einem Reha-Klinikaufenthalt fokussieren und in der Bewältigung von einem erfahrenen Coach unterstützt werden. So sollten in Zusammenarbeit mit der Klinik Gais die im stationären Aufenthalt erreichten Erfolge sichergestellt bzw. verstärkt werden. Daraus entstand ein Behandlungspfad für Patienten mit Burnout, Erschöpfungszuständen sowie Erschöpfungsdepressionen.

Das Projekt «Zurück ins Leben» versteht sich in der Prozessgestaltung auch als wichtiger Schritt zu einem «Integrierten Behandlungspfad». Dieser ist einerseits notwendig, weil in der poststationären ambulanten Versorgung die Patienten mit ihren vielfältigen Anliegen und Herausforderungen oftmals keine direkte Unterstützung erhalten. Es wird z. T. großartige stationäre Arbeit in den Kliniken geleistet, der «Weg zurück ins Leben» wird auch in der Schlussphase des stationären Aufenthaltes angesprochen und z. T. geplant. Die Vorbereitung «auf das Leben danach» kann aber zwangläufig nur einige Punkte umfassen, weil viele Fragen sich erst im konkreten Arbeits- und privaten Alltag ergeben.

Es besteht also Handlungsdruck, gleichzeitig ist die Forschungslage zur Integrierten Versorgung und auch die Umsetzung in konkreten Projekten noch sehr spärlich. Deshalb wurde u. a. durch den Autor eine Pilotstudie an der Universität Hohenheim im Jahr 2019 angeregt, in der es besonders darum ging, die Bedürfnisse der Patienten nach einem stationären Aufenthalt zu erfassen: Was brauchen sie, um wieder im Beruf bzw. im Familienleben Tritt zu fassen (Wels 2019).

Die Pilotstudie erhob mit qualitativen Interviews vier Themenbereiche, die dann mit verschiedenen Fragen näher untersucht und quantitativ ausgewertet wurden. Für die betroffenen Patienten sind v. a. folgende Ergebnisse interessant:

- Themenfeld Beruf:
  - «Wieder in alte Muster verfallen» ist eine große Befürchtung.
  - Für die berufliche Zukunft sind wichtig: «Mich auf das Wesentliche konzentrieren können» und «Wertgeschätzt werden».
- Themenfeld persönliche Kompetenzen:
  - Besonders wichtig sind hier: «Für mich einzustehen und selbstfürsorglich zu handeln» und
  - «Zuversichtlich in die Zukunft blicken zu können».

Die Ergebnisse dieser Pilotstudie und die in vielen Coaching-Sitzungen gewonnenen Erfahrungen und angewandten Tools bilden die Basis dieses Buches. Gleichzeitig sollen wichtige Grundlagen, die für das Verständnis und die Behandlung von Burnout und Depression notwendig sind, in der gebotenen Kürze im ersten Teil ausgeführt werden.

2

Hinweise für den Leser

Vielleicht geht es Ihnen, lieber Leser, ähnlich wie vielen anderen, die am Ende eines Klinikaufenthaltes stehen: Sie haben wichtige Erkenntnisse über sich selbst gewonnen, neue Möglichkeiten zur Entspannung und erfüllenden Lebensgestaltung kennengelernt oder wertvolle Kontakte mit Gleichgesinnten geschlossen.

Sie blicken aber jetzt mit einer gewissen Skepsis in die Zukunft und fragen sich vielleicht: Kann ich das jetzt Erarbeitete auch im Alltag umsetzen oder falle ich wieder in die gleichen Fehler zurück?

Deshalb richtet sich das Buch zunächst an Sie als betroffener Patient. Sie erhalten in kompakter Form einen Überblick über Burnout und/oder Depression mit möglichen Auslösefaktoren. Darüber hinaus können Sie mit Übungen und Tools Ihren Rückkehrprozess aktiv gestalten. Nicht zuletzt sind die Arbeitsblätter im Anhang wertvolle Hilfsmittel.

Das Buch gibt aber auch anderen Personen, z. B. dem (Ehe-)Partner, Familienangehörigen oder Freunden, Informationen und Hilfestellungen. Sie können eine „gute Fee" sein, die den Betroffenen an seine Ziele und geplanten Aktivitäten im Rückkehrprozess liebevoll erinnert. Mitunter spielen im Krankheitsverlauf auch familiäre Ursachen eine Rolle, sodass es wichtig ist, diese im geeigneten Setting zu klären.

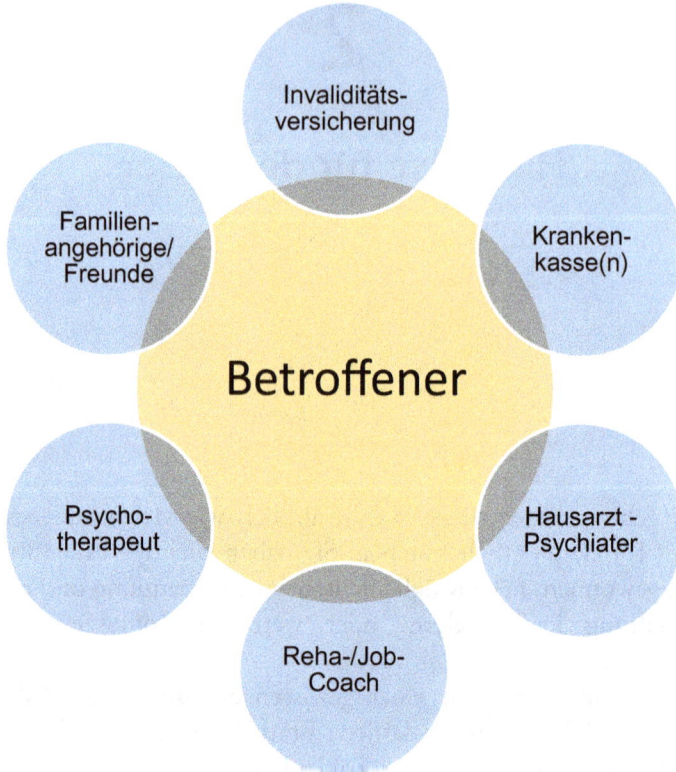

Abb. 2.1 Beteiligte im Rückkehrprozess (in Auswahl)

Nicht zuletzt will das Buch Ihnen als Leser auch aufzeigen, welche Akteure (Abb. 2.1) am Rückkehrprozess beteiligt sind, sodass Sie eine gute Koordination der jeweiligen Handelnden (Psychiater, Psychotherapeut, Case-Management, Invaliditätsversicherung, Regionale Arbeitsvermittlungen, Coach) mit unterstützen können.

3

Coaching-Perspektiven

Erfahrungsgemäß ergeben sich in vielen Prozessen von «Zurück ins Leben» immer zwei Perspektiven:

3.1 Personale Ebene

Es geht einerseits darum, auf der **personalen Ebene** eine gute Zielfokussierung zu erreichen. Anknüpfend an Ihre Ressourcen und im Hinblick auf die Grenzerfahrungen, die Sie im Krankheitsverlauf gemacht haben, geht es darum, immer wiederkehrende dysfunktionale Muster zu erkennen, ggf. die dahinterliegenden «Glaubenssätze bzw. Antreiber» zu entdecken und Strategien zu entwickeln, wie Sie mit neuen Verhaltensweisen Situationen bewältigen können. Die Palette möglicher Situationen kann sehr breit sein und umfasst oftmals sowohl individuelle als auch familiäre Herausforderungen. In diesem Prozess erlernen Sie neue Verhaltensweisen und gewinnen damit auch wieder Vertrauen in die eigenen Fähigkeiten. Der Themenbereich kann sehr vielfältig sein: Lebensplanung, Partnerschaft, Bewältigung eines Trauerprozesses… Der Unterschied zur Psychotherapie liegt darin, dass keine belastenden Situationen aus der Vergangenheit aufgearbeitet werden oder nach Ursachen des dysfunktionalen Verhaltens gesucht wird. Im «Hier und Jetzt» wird entwickelt, was Sie im Rahmen Ihrer Möglichkeiten und Kompetenzen verändern können. Es versteht sich allerdings von selbst, dass die Grenzen mitunter auch fließend sein können.

Dieses Unterstützungsangebot auf der personalen Ebene ist auch deshalb wichtig, weil sowohl psychiatrische als auch psychotherapeutische Konsultationen oftmals über Wochen oder sogar Monate ausgebucht sind. Damit kann das Coaching als erste Anlaufstelle für eine Beratung nach dem Klinikaustritt eine wichtige und wirksame Stabilisierung ermöglichen und Ihnen erste Perspektiven im Bereich Ihrer Persönlichkeitsentwicklung eröffnen.

3.2 Arbeitssituation

Die zweite wichtige Perspektive im Coaching ist der Blick auf Ihre **Arbeitssituation**. Auch hier kann die Palette der Themen sehr breit sein. Es geht einerseits darum, Ihnen Tools an die Hand zu geben, wie Sie z. B. Ihre Arbeitsorganisation oder Ihr Zeitmanagement optimieren können, wie Sie besser mit Stress umgehen können, welche Möglichkeiten Sie haben, in einem Konflikt mit einem Kollegen oder Chef eine gute Lösung zu finden usw.

Daher ist es ganz wichtig, dass der Coach, den Sie wählen, auf der organisationalen Ebene ein breites Know-how hat: Managementthemen spielen dabei ebenso eine Rolle wie Führungsfragen oder Aspekte der Team- oder Strategieentwicklung. Kurzum, hier zeigen sich Themen, die in der Regel nicht im Kompetenzbereich eines Psychiaters oder Psychotherapeuten liegen und deshalb eine fachmännische Begleitung erfordern.

Aufgrund dieser beiden Perspektiven möchte ich im Folgenden den Begriff des **Reha-Coaches** verwenden. Er umfasst damit sowohl das Arbeiten auf der personalen als auch der organisationalen Ebene und reicht auch weit über das hinaus, was ein «Job-Coach», oder «Betrieblicher Eingliederungs-Coach» gewöhnlich leisten kann.

Das Anforderungsprofil eines Reha-Coaches, der Sie begleiten kann, erfordert meiner Meinung nach v. a. folgende Kompetenzen:

- Psychologisches bzw. medizinisches Hintergrundwissen zu Burnout und Depression
- Adäquate Begleitungsstrategien für personale Auslöser eines Burnouts oder eine Depression
- «Organisationaler Blick»: Erfassen der vielfältigen Faktoren von Burnout/Depression auf organisationaler Ebene/Unternehmensebene und

adäquater Umgang damit, z. B. in der Arbeit mit Teamsituationen, Führungsfragen oder der Verbesserung von Prozessen
- Unter Umständen betriebswirtschaftliche Fachkompetenz oder Unternehmenserfahrung

4

Einige Grundlagen zu Burnout und Depression

Im folgenden Kapitel werden einige Grundlagen zu Burnout und Depression vorgestellt. Sie sind im Kontext des Buches wichtig, weil sie Ihnen Informationen zu den beiden Phänomenen vermitteln und Ihnen auch schon wertvolle Hinweise liefern, wie und wo ein Coaching-Prozess mit den entsprechenden Themen und Interventionen «andocken» kann.

4.1 Definition und Symptome

Leider gibt es keine einheitliche Definition von Burnout. Im alltäglichen Sprachgebrauch hört man oft sowohl den Begriff Stress als auch Burnout ziemlich undifferenziert. Sehr schnell wird vieles, das mit Erschöpfung oder Müdigkeit einhergeht, mit den beiden Begriffen bezeichnet: Stress wird eher bei einer aktuellen belastenden Tätigkeit, Burnout eher bei länger dauernder Überlastung verwandt (Scherrmann 2015, S. 8–11).

Eine gute und verständliche Definition bietet Ina Rösing, die ich auch in diesem Buch zugrunde lege.

> *„Burnout ist ein Zustand emotionaler Erschöpfung am Beruf. Er geht einher mit negativen Einstellungen zum Beruf, zu den Inhalten oder den Mitteln des Berufs (Zynismus) oder zu den Partnern oder Klienten im Beruf (Depersonalisation). Hinzu kommt ein erheblich reduziertes Selbstwertgefühl in Bezug auf die eigene berufsbezogene Leistungsfähigkeit. Burnout ist ein sich langsam entwickelndes Belastungssyndrom, das nicht selten wegen der kreisförmigen, gegenseitigen*

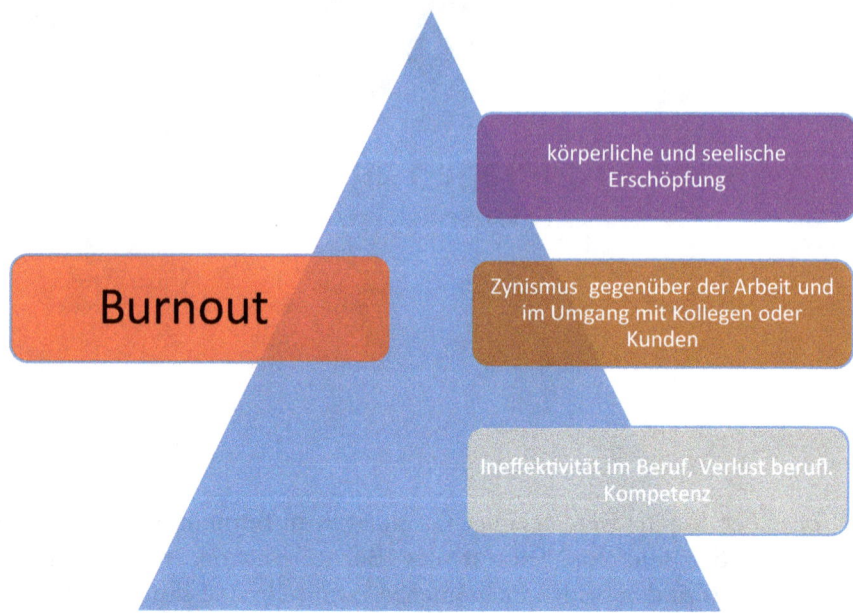

Abb. 4.1 Dimensionen von Burnout

Verstärkung der einzelnen Komponenten (emotionale Erschöpfung führt zu geringerem Selbstwertgefühl, welches nur zu mehr emotionaler Erschöpfung führt usw.) zur Chronifizierung neigt." (Rösing 2008, S. 20)

Die von Ina Rösing genannten drei Dimensionen (Abb. 4.1) tauchen immer wieder in der Literatur auf und sind eine gute Orientierungshilfe.

Vom deutschen Burnout-Spezialisten Matthias Burisch (Tab. 4.1) stammt eine ausführlichere Symptomatik, die in der Praxis hilfreich sein kann.

4.2 Burnout – eine Krankheit?

4.2.1 Klassifikation nach ICD 10 und 11

Das bis 2021 gültige internationale Klassifikationssystem der Weltgesundheitsorganisation WHO führt Burnout nicht als eigentliche Krankheit auf. Es wird unter Z73.0 mit «Ausgebranntsein» (Burnout, Zustand der totalen Erschöpfung) beschrieben (DMDI 2020).

Tab. 4.1 Burnout-Symptome nach Burisch (2014), S. 25 f. – Auswahl durch Verfasser

Warnsymptome der Anfangsphase	• Überhöhter Energieeinsatz, z. B. Hyperaktivität • Erschöpfung, z. B. nicht abschalten können
Reduziertes Engagement	• Für Klienten, Patienten, z. B. Vermeidung von Kontakt • Für andere allgemein, z. B. Verlust von Empathie • Für die Arbeit, z. B. Verlust von Idealismus • Erhöhte Ansprüche • Gefühl mangelnder Anerkennung und Ausbeutung
Emotionale Reaktionen, Schuldzuweisung	• Depression, z. B. Schuldgefühle, Ohnmachtsgefühle • Aggression, z. B. Launenhaftigkeit
Abbau	• Kognitive Leistungsfähigkeit, z. B. Konzentration • Motivation, z. B. Dienst nach Vorschrift • Kreativität
Verflachung	• Des emotionalen Lebens, z. B. Gleichgültigkeit • Des sozialen Lebens, z. B. Eigenbröteleien
Psychosomatische Reaktionen	• Schlafstörungen • Kopfschmerzen • Verdauungsstörungen
Verzweiflung	• Negative Einstellung zum Leben • Existenzielle Verzweiflung

Auch in der Aktualisierung der internationalen Klassifikation ICD-11, die im Jahr 2022 in Kraft trat, ist Burnout keine Krankheit (WHO 2019). Burnout wird nun beschrieben als «Syndrom, das aus chronischem Stress am Arbeitsplatz hervorgeht, der noch nicht erfolgreich bewältigt wurde».

Damit wird Burnout von der WHO spezifisch mit Stress am Arbeitsplatz verbunden. Belastungen in anderen Lebensbereichen (z. B. familiäre Belastungen) müssen demzufolge anderweitig erfasst werden, z. B. als psychiatrische Störung.

4.2.2 Positionspapier der DGPPN

Schon im Jahr 2012 hat die Deutsche Gesellschaft für Psychiatrie, Psychotherapie und Nervenheilkunde (DGPPN) ein Positionspapier zu Burnout veröffentlicht, das – ähnlich wie die ICD 11 – eine Fokussierung auf das Arbeitsleben vornimmt (DGPPN 2012a, S. 1, 3–7). Die Autoren treten für eine differenzierte Verwendung des Begriffs Burnout ein: Sie berücksichtigen die Faktoren am Arbeitsplatz genauso wie die individuellen Auslösefaktoren und nehmen auch somatische und psychische Erkrankungen auf, die ebenfalls zu einer Leistungseinschränkung führen können.

Das DGPPN-Konzept (Abb. 4.2) beinhaltet folgende Elemente:

1. Aufgrund individueller oder arbeitsplatzbezogener Faktoren kommt es zu einer Überforderung am Arbeitsplatz und damit einhergehenden vegetativen Stresssymptomen, z. B. Schlafstörungen oder Erschöpfung.
2. Führt eine Erholungsphase zur Besserung, ist die Sache unproblematisch.
3. Kommt es wiederholt zu einer Arbeitsüberforderung und bringen auch kurze Erholungsphasen keine Besserung, kann man bei einem Zustand, der über mehrere Wochen oder Monate andauert, von einem Burnout sprechen. Ursächlich können dafür sowohl individuelle als auch arbeitsplatzbezogene Faktoren verantwortlich sein.
4. Dieser Risikozustand «Burnout», der noch keine Krankheit ist, kann als chronifizierter Stress allerdings Folgekrankheiten auslösen und somit auch zu einer Depression, einer Angsterkrankung oder zu Bluthochdruck führen.
5. Besonderes Augenmerk ist auf somatische und psychische Erkrankungen (z. B. Krebs, eine Psychose) zu legen, weil es dort auch zu einer Leistungseinschränkung kommen kann und ähnliche Phänomene wie bei einem Burnout auftreten können.

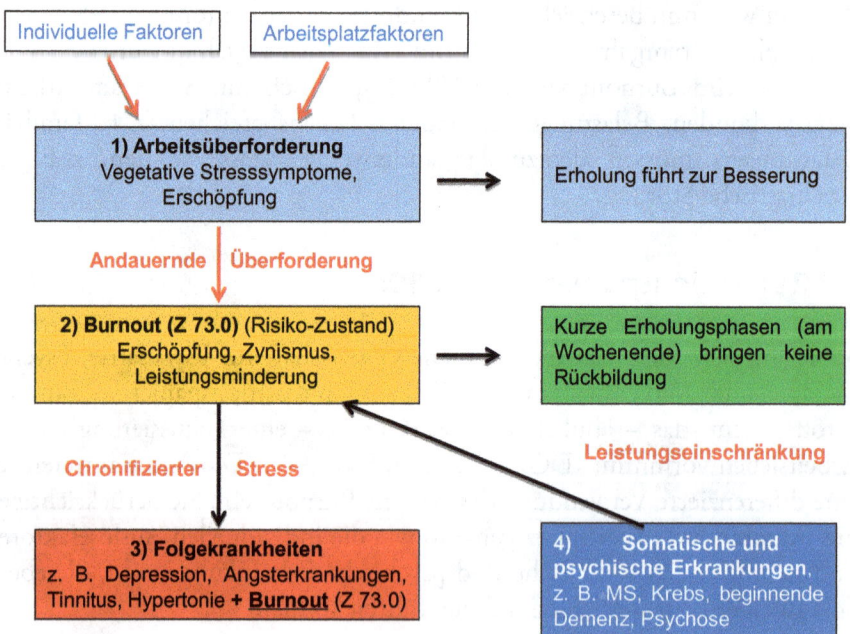

Abb. 4.2 DGPPN-Konzept zum Übergang von Arbeitsbelastung und Krankheit. (Mit freundlicher Genehmigung der DGPPN)

Tab. 4.2 Vergleich Burnout und Depression

Burnout	Depression
• Eine über Monate andauernde Erschöpfung im Zusammenhang mit dem Arbeitsplatz	• Eine Erschöpfung ist nicht zwingend: Es «genügt» eine Niedergeschlagenheit, gedrückte Stimmung, Interessensverlust, Freudlosigkeit und ein verminderter Antrieb
• Probleme sind generell lösbar und auch für Außenstehende nachvollziehbar	• Leiden an «Unabänderlichem»; kleine Anlässe oder Auslöser können zu völlig überzogenen Reaktionen führen
• Betroffene haben gekämpft, sind niedergeschlagen, erschöpft und wütend	• Depressive haben keinen Feind, mit dem sie kämpfen könnten
• Betroffene gehen über ihre physischen und psychischen Grenzen und geben erst spät auf	• Depressive gehen früh in die Resignation. Für Außenstehende ist dies kaum nachvollziehbar
• Freude und Engagement wären möglich, wenn das Burnout nicht alle Kräfte rauben würde	• Depressive haben ihre Freude verloren, können sich für nichts mehr begeistern
• Mit zunehmendem Schweregrad: Burnout kann in Depression münden	
• Verminderter Antrieb und sozialer Rückzug	

4.3 Burnout und Depression

Häufig liest man in den Medien, dass Burnout einfach eine «vornehmere» und gesellschaftlich anerkanntere Bezeichnung für Depression wäre. Fachleute dagegen sehen ganz klare Unterschiede und verweisen darauf, dass man beiden Gruppen, denjenigen, die unter Burnout leiden, als auch denjenigen, die eine Depression haben, Unrecht tun würde.

Gleichwohl ist es wichtig zu sehen, dass ein Burnout auch in eine Depression führen kann, wie auch das Positionspapier der DGPPN betont.

Für den Laien hilft der folgende Überblick (Tab. 4.2), um sich ein klareres Bild über die Unterschiede zu machen (von Känel 2008, S. 481 f.; Burisch 2015, S. 10).

5

Auslösefaktoren für ein Burnout

Das Modell der Auslösefaktoren des Autors, das zwischen externen (quadratisch dargestellt) und internen Faktoren (rund dargestellt) unterscheidet, kann eine Hilfe sein, v. a. bei den organisationalen Faktoren genauer hinzuschauen.

Wie schon öfters erwähnt, kommen sowohl individuelle als auch arbeitsplatzbezogene Faktoren für ein Burnout infrage. Die Erfahrung des Autors zeigt, dass bei den arbeitsplatzbezogenen Faktoren eine zu undifferenzierte Betrachtung zu vorschnellen Schlüssen und entsprechenden Handlungen führen kann.

Das Modell der Auslösefaktoren des Autors (Abb. 5.1), das zwischen externen (quadratisch dargestellt) und internen Faktoren (rund dargestellt) unterscheidet, kann eine Hilfe sein, v. a. bei den organisationalen Faktoren genauer hinzuschauen (Scherrmann 2015, S. 23–25).

Dies ist im Reha-Coaching insbesondere für Sie als Führungskraft nötig, wenn Sie in einem international tätigen Unternehmen arbeiten, weil dort z. B. die Belastungen durch den Markt und die Mitbewerber (Konkurrenzsituation, Kostendruck usw.) einen starken Einfluss auch im Tagesgeschäft zeigen. Es ist bei diesen Coachees ebenso wichtig, auch globale, politische oder gesellschaftliche Veränderungen (z. B. verschärfte Konflikte mit autokratischen Regimen, wie Russland oder China, und entsprechende Sanktionen) genauer anzuschauen, weil diese in Unternehmensleitungen als ständig präsente (negative) Belastung eine große Rolle spielen können.

In den internen Kreisen ist es v. a. wichtig, die Funktionsweise der Organisation (z. B. dysfunktionale Prozesse), die Arbeit in Teams oder

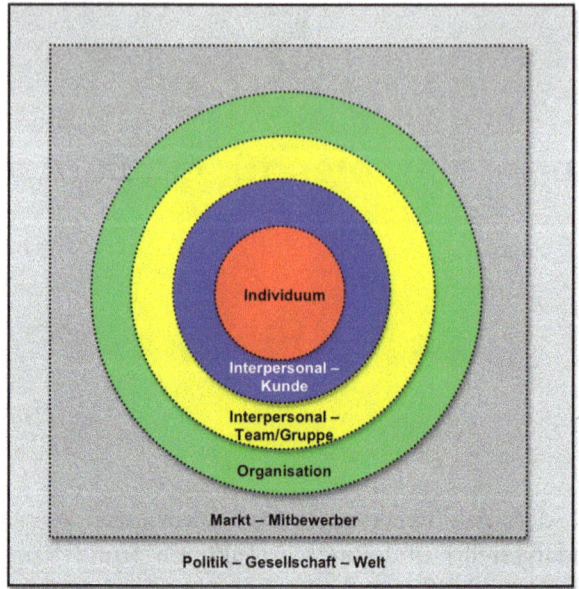

Abb. 5.1 Modell Auslösefaktoren für Burnout in Organisationen

Gruppen (z. B. kaum synergetisches Miteinander oder starke Konkurrenzsituation), aber auch die Belastung, die von Kunden ausgehen kann (z. B. ständig nörgelnde Patienten auf einer Spitalstation oder demente Patienten in der Spitex-Versorgung), zu berücksichtigen.

Selbstverständlich ist es genauso wichtig, bei Ihnen als Coachee genauer hinzuschauen: Was sind Ihre «Antreiber», welche Persönlichkeitsstruktur bringt Sie zum «Verbrennen», wie können Ihre Ressourcen gestärkt werden oder wie kann ein schrittweiser Prozess hin zur Genesung aussehen?

5.1 Personale Faktoren

Die Lebensgeschichten von Menschen, die in ein Burnout und/oder eine Depression geraten sind, sind so vielschichtig und die persönlichen Einflussfaktoren, die sie dazu gebracht haben, so vielfältig, dass es vermessen wäre, im Rahmen dieses Buches auch nur annähernd adäquat darauf eingehen zu können.

Es soll hier betont werden, dass die primäre Ansprechperson für eine adäquate Behandlung der lebensgeschichtlichen Ursachen der Psychiater bzw. Psychotherapeut ist. Gleichwohl tauchen diese Einflussfaktoren auch

5 Auslösefaktoren für ein Burnout

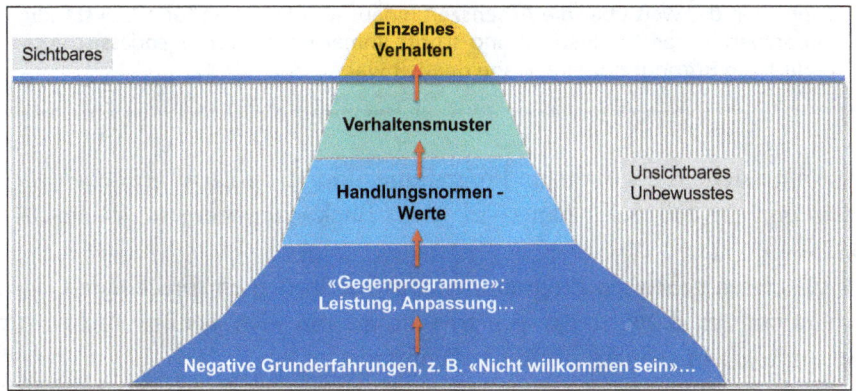

Abb. 5.2 Eisbergmodell personaler Faktoren

im Reha-Coaching auf, wenngleich hier nicht der Platz ist, diese – «tiefer» und damit auch auf die Vergangenheit bezogen – zu behandeln.

Es gilt, im «Hier und Jetzt» mit Ihnen zu arbeiten und ressourcenorientiert Wege zu finden, wie Sie mit Ihren durch Ihre Lebensgeschichte erworbenen Mustern im Arbeitskonzept besser umgehen können, bzw. welche Tools und Hilfen Ihnen ermöglichen, zu regenerieren und wieder zurück ins Arbeitsleben zu kommen.

In der praktischen Arbeit hat sich beim Autor ein Modell bewährt, das auch Sie als Coachee in einer einfachen Darstellung hin zu den tieferen Ursachen Ihres individuellen Verhaltens führen kann (Abb. 5.2). Es kann sich auch eine Plausibilität entwickeln, warum es nötig ist, neue Verhaltensmuster am Arbeitsplatz (und evtl. im Privatleben) zu entwickeln.

> **Beispiel**
>
> Ein Mann Mitte 50 hat schon früh in seinem Elternhaus die Grunderfahrung gemacht, dass er «nicht willkommen ist», weil er nach der Geburt von drei älteren Geschwistern als Nachzügler ein «Unfall» war. Die ihm vermittelte Botschaft «Du bist nicht willkommen» führte ihn zu einem gestörten Selbstwertgefühl, einem letztlich nicht vorhandenen Urvertrauen. Es bewirkte in seinem Leben, dass er große Schwierigkeiten hatte, gelingende Beziehungen einzugehen bzw. am Arbeitsplatz in Teams immer wieder persönliche Konflikte auslöste: Er erlebte die Nähe, die in Teams auch entstehen kann, als Bedrohung und tat alles, um sich als nicht zugehörig und überflüssig zu fühlen. Gleichzeitig entwickelte er ein (geheimes) Gegenprogramm bzw. einen Antreiber, der das nicht vorhandene «Willkommen» ausgleichen musste. Er versuchte, mit seinem Gegenprogramm «Helfen» die innere Leere zu überwinden. Dabei wurde er in seinem Betrieb als Informatiker zu einem gern gesehenen

> Supporter, der weit über die Arbeitszeit hinaus als «Mädchen für alles» ständig einsatzbereit war. Die Erschöpfung schritt immer weiter voran, sodass schlussendlich ein Burnout nur eine Frage der Zeit war.

Es lohnt sich, die geheimen Programme und die ungenügenden Gegenprogramme (Tab. 5.1) näher in den Blick zu nehmen (Röhr 2016, S. 24–43).

Aus diesen geheimen Programmen entwickeln sich entsprechende Gegenprogramme, z. B. wird das geheime Programm «Ich genüge nicht» zum Gegenprogramm «Sucht nach Anerkennung».

Wichtig ist allerdings, dass im Reha-Coaching der Schwerpunkt auf die neuen Handlungsnormen und Verhaltensmuster gelegt wird. Hier gilt es, an ganz konkreten Situationen im Alltag (privat und am Arbeitsplatz) entsprechende Gegenstrategien zu entwickeln und mit Ihnen als Coachee einzuüben.

Dabei zeigt es sich als sehr wertvoll und nützlich, anhand konkreter Situationen am Arbeitsplatz (und im Privatleben) eine besondere Aufmerksamkeit auf Auslösemomente («Trigger») zu legen.

> **Beispiel**
> Eine Frau mittleren Alters und in einer Kaderposition hatte das geheime Programm «Ich genüge nicht» und damit verbunden das Gegenprogramm «Leistung». Sobald ein Teamkollege oder ihre Chefin sich an sie wandte und um einen Gefallen bat, reflektierte sie nicht, ob dieser Anspruch momentan (aufgrund ihrer vorhandenen Arbeitskapazität) erfüllbar sei. Sie konnte sich nicht abgrenzen, erfüllte (fast) jeden an sie herangetragenen Wunsch und ging damit mit der Zeit weit über die Grenzen ihrer Belastbarkeit.

Tab. 5.1 Geheime Programme und Gegenprogramme

Geheime Programme, z. B.	Gegenprogramme, z. B.
• «Ich bin nicht willkommen»	• Sucht nach Leistung und Erfolg
• «Ich genüge nicht»	• Sucht nach Anerkennung
• «Ich bin zu kurz gekommen/nicht satt geworden»	• Helfen
• «Ich bin wertlos»	• Anpassung/Überanpassung
• «Ich bin ein Verlierer»	• Sich hinter einer Maske verstecken
• «Ich bin das schwarze Schaf»	• Trotz
• «Ich habe kein Recht auf meine Meinung»	• Konsum/Kaufsucht
• «Ich habe kein Recht auf meine Gefühle»	• Essen
• «Ich bin arm»	• Alkohol/Drogen/Psychopharmaka
• «Ich bin schuldig»	• Schönheitswahn
• «Ich will Kind bleiben»	

In der Abbildung (Abb. 5.3) zeigt sich ihr neues Verhaltensmuster folgendermaßen:
1. Ihr geheimes Programm lautet „Ich genüge nicht" und ihr Gegenprogramm heißt „Leistung».
2. In bestimmten Situationen, z. B. wenn ihre Chefin sie um einen Gefallen bittet, wird eine Ablehnung dieser Bitte mit dem geheimen Programm «Ich genüge nicht» verbunden und das entsprechende Gegenprogramm «Leistung» aktiviert.
3. Der entscheidende Moment ist jetzt, dass die Frau anhand körperlicher und/oder geistiger Merkpunkte realisiert, was gerade läuft, d. h. dass ihr geheimes Programm und ihr Gegenprogramm aktiviert wurden. Sie kann nun innerlich STOPP sagen, um ein altes Verhalten nicht zu wiederholen.
4. Für solche Situationen kann sie dann z. B. als neues Verhalten die Chefin bitten, dass sie gleich zu ihr ins Büro kommt, um ihr Anliegen zu besprechen. In der Zwischenzeit kann sie für sich selbst prüfen, ob sie diesen Wunsch ihrer Chefin im Moment erfüllen kann, oder ob sie ihn verschieben muss oder gar dass sie im Moment keine Kapazitäten hat, diesen Wunsch zu erfüllen.

Neben diesen durch die persönliche Lebensgeschichte ausgelösten Belastungen gibt es aber auch Momente, dass Menschen der Situation, in die sie sich begeben haben, nicht gewachsen sind: Sie können z. B. intellektuell überfordert sein, zu wenig Erfahrungen in diesem Business besitzen oder auch nicht über die notwendigen Fertigkeiten verfügen, um eine Aufgabe adäquat bewältigen zu können.

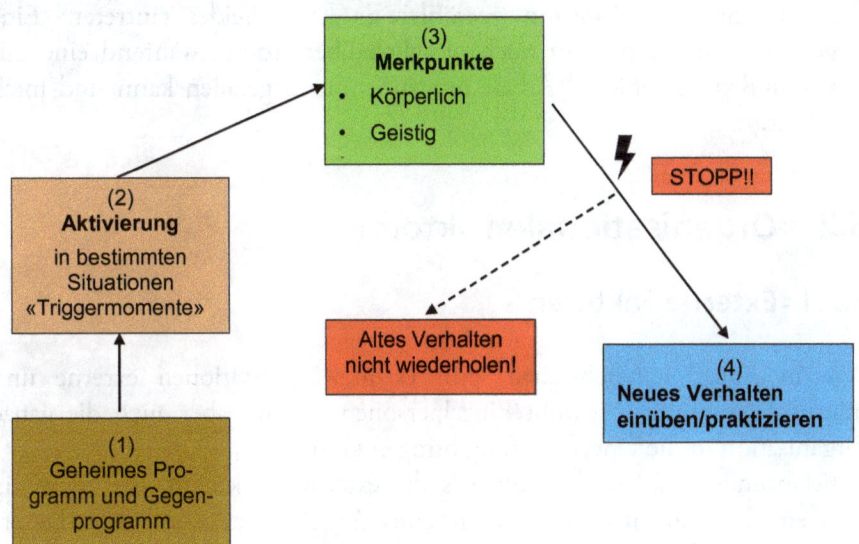

Abb. 5.3 Neues Verhalten am Arbeitsplatz einüben/praktizieren

Daher ist es (auch schon bei ersten Anzeichen einer Überforderung) sehr ratsam, sich folgende Fragen zu stellen (Nelting 2010, S. 120):

1. Welche **Anforderungen** stellt die jetzige **Situation**? Es stellt sich hier die Frage, ob die persönlichen und fachlichen Kompetenzen für den entsprechenden Beruf ausreichen. Erfahrungsgemäß zeigt sich nach Meinung des Autors leider bei Führungskräften oft, dass Kenntnisse im Bereich Teamführung oder Selbstführung als Manager nicht adäquat ausgebildet sind und zu einer permanenten Überlastung oder großen Reibungsverlusten aufgrund von Konflikten führen können.
2. Welche **Persönlichkeit** sind Sie? Die Prägung aus Familie, Gesellschaft, Umwelt und die biologischen Grundlagen haben im Laufe des Lebens zu speziellen geheimen Programmen und Gegenprogrammen geführt, die dann kontraproduktiv sein können. Ein Perfektionist wird in einem lebhaften Teamumfeld ebenso «auflaufen» wie ein Drückeberger in einem «Startup-Unternehmen», in dem es gerade auf den Einsatz jedes Einzelnen ankommt.
3. Welche **Anforderungen** stellt die **Umwelt**? Hier gilt es genau zu schauen, ob die Persönlichkeit und die erworbenen Fähigkeiten adäquat zur Bewältigung der Anforderungen sind. Ein „Buchhaltertyp", der ruhig seine Arbeit verrichtet, ist wohl kaum geeignet für das Börsengeschäft, weil er relativ bald von der Hektik und der Unruhe zermürbt werden würde.
4. Haben Sie die **Situation gewählt**? Es kann beides eintreten: Eine gewählte Situation kann mich plötzlich überfordern, während eine mir von außen „befohlene" Arbeit mir zunehmend gefallen kann und mich erfüllt.

5.2 Organisationale Faktoren

5.2.1 Externe Faktoren

Wie in Abb. 5.1 beschrieben, gibt es in Organisationen externe und interne Faktoren, die sowohl Einzelpersonen, Teams, aber auch die ganze Organisation in die Überforderung bringen können.

Erfahrungsgemäß sind es oftmals die externen Faktoren, die zu wenig sachgemäß behandelt und schnell in einer Art Panikreaktion «abgearbeitet» werden, ohne dass die Probleme beseitigt oder auch nur ansatzweise adäquat bearbeitet wären. Diese externen Probleme sind v. a. bei der «Rückkehr ins Leben» besonders zu würdigen und genauer anzuschauen, weil sie gerade nicht aufgrund geheimer Programme und entsprechenden Gegenprogrammen entstanden sind. Externe Faktoren haben sowohl personale Unzulänglichkeiten als auch unzureichende Reaktionsmechanismen der ganzen Organisation zu Tage gefördert. Folglich gilt es auch hier, genau hinzuschauen und anzusetzen.

Es ist wichtig, beim «Rückkehrprozess» als Führungskraft sich zu den externen politischen, gesellschaftlichen oder globalen Faktoren folgende Fragen zu stellen:

1. Welche Konsequenzen haben Veränderungen der rechtlichen und politischen Verhältnisse (z. B. Veränderungen des Arbeitsmarktes, der Sozial-, Energie- oder Steuerpolitik) für unsere Organisation?
2. Haben gesellschaftliche Rahmenbedingungen (z. B. soziale Probleme, Ausbildung qualifizierter Mitarbeiter, Sicherheit, Vertrauensverlust) einen negativen Einfluss auf unsere Organisation?
3. Welche globalen Veränderungen und Herausforderungen (z. B. Pandemien, Handelskonflikte) tangieren unsere Organisation in besonderem Maße?

Im Beratungsprozess ist hier ein besonderes Augenmerk darauf zu richten, welche Ressourcen in der Organisation verfügbar sind, um solche Herausforderungen gemeinsam zu bewältigen. Hier kommt v. a. dem Einsatz von Projektgruppen oder «nur» schon die Nutzung von Teamressourcen (Ideen, Erfahrungen, Prozesskompetenz der Teammitglieder mit ähnlichen Situationen) eine große Bedeutung zu.

> **Beispiel Covid-19-Pandemie**
> Die weltweite Covid-19-Pandemie hat in vielen Betrieben zu existenziell bedrohlichen Situationen geführt. Die massiven Belastungen haben aber auch gezeigt, dass Führungskräfte, die es geschafft haben, einen persönlichen Trigger-Moment zu überwinden (z. B. «Ich bin ein Verlierer») **und professionell Mitarbeitende und Teams in die Bewältigung der Situation einzubeziehen**, eher zu neuen, kreativen Lösungen für die schwierige Situation eines Shutdowns kamen.

5.2.2 Interne Faktoren

Das Modell der «Burnout-Waage» (Abb. 5.4) fokussiert einerseits mögliche Belastungen in einer Organisation, bringt sie aber in einen Zusammenhang

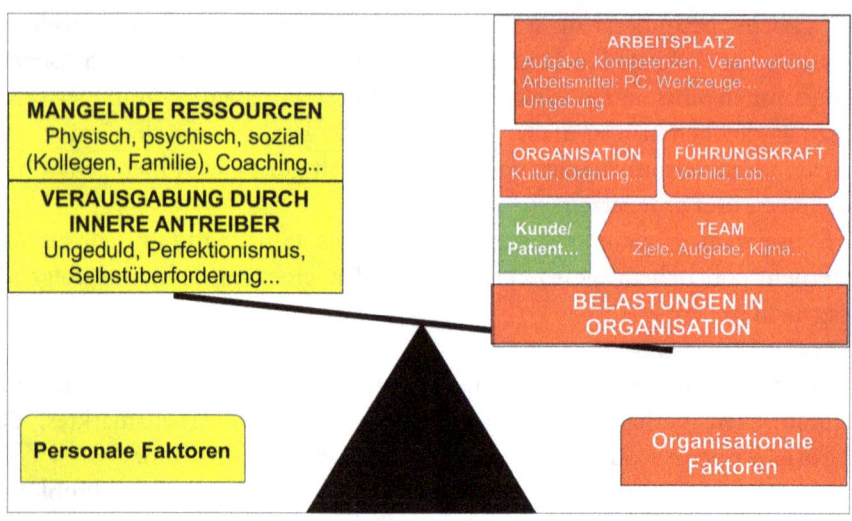

Abb. 5.4 Modell «Burnout-Waage»

mit den personalen Faktoren, die unter 5.1. angesprochen wurden (vgl. Scherrmann 2015, S. 57–65).

Hier gilt es einige wichtige Dinge zu beachten, die leider immer wieder fehlerhaft in Schilderungen zu Burnoutfällen auftauchen:

1. Arbeit ist etwas, das dem Menschen Erfüllung, Zufriedenheit und soziale Kontakte bringen kann.
2. Arbeit macht nicht per se krank. Auch Zeitdruck oder eine große Arbeitsmenge führen nicht zwangsläufig zu einem Burnout.
3. Entscheidend ist, dass man die Belastungen in einer Organisation ins Verhältnis setzt zu den personalen Ressourcen eines Mitarbeiters: Ein Mensch mit intakten Ressourcen kann auch z. B. Fehlerhaftes in der Organisation oder temporäre Konflikte in einem Team «ertragen».
4. Tauchen allerdings sowohl organisational als auch personal Belastungen auf, die längere Zeit andauern, kann es kritisch werden. Hier ist die Gefahr eines Burnouts gegeben.

5.2.2.1 Kunden, Patienten…

Kunden, Patienten, Heimbewohner oder Schüler können sehr unterschiedliche Anforderungen an Mitarbeitende stellen. Dies wird oftmals bei der Analyse eines Arbeitsplatzes übersehen.

Die Anforderungen und Belastungssituationen des Personals bei einem mehrfachbehinderten Heimbewohner machen deutlich, dass auch bei einem guten Teamzusammenhalt und gegenseitiger Unterstützung eine Person an die Grenzen ihrer Leistungsfähigkeit kommen kann.

Hier ist es wohl möglich, dass sie aufgrund ihrer personalen geheimen Programme und Gegenprogramme besonders anfällig ist. Die gleiche Person könnte aber bei einem weniger fordernden Heimbewohner nicht so schnell an ihre Belastungsgrenze kommen.

Neben dieser Beachtung der Belastungen durch Kunden oder Patienten sind bei den internen Faktoren auch folgende Faktoren zu beachten und zu reflektieren.

5.2.2.2 Herausforderungen am Arbeitsplatz

Es versteht sich von selbst, dass es eine Fülle von möglichen Herausforderungen gibt, die Sie als Coachee sehr beanspruchen und auf längere Zeit gesehen auch zu einem Erschöpfungszustand führen können.

Die folgenden Ausführungen sind einerseits von diagnostischem Wert, andererseits können sie aber auch schon Hinweise geben, welche Veränderungen in der Arbeitsorganisation von Ihnen geleistet werden können und welche Momente in der Organisation verändert werden müss(t)en.

Im Coaching können gezielt Aspekte, die genannt werden, vertieft werden:

Aufgaben

- Ich bin mit der Arbeit (Schwierigkeit und Arbeitsmenge) überfordert.
- Ich bin zu wenig für die Arbeit qualifiziert.
- Ich bin für die Arbeit überqualifiziert und unterfordert.
- Ich vermisse die fehlende Handlungs- und Entscheidungsfreiheit. Es wird (fast) alles von «oben» vorgegeben.
- Die Arbeit ist sehr monoton und fordert mich nicht heraus.
- Ich vermisse die fehlende Unterstützung durch meine Führungskraft.
- Mir fehlen wesentliche technische Hilfsmittel, die unbedingt notwendig wären, z. B. ein leistungsfähigerer PC.
- Ich bräuchte mehr Weiterbildung, um meine Arbeit effektiver und effizienter erledigen zu können.
- Ich erlebe zu wenig «Sinnerfüllung» in meiner Arbeit.

Arbeitszeit

- Die Arbeitszeit ist zu lange. Mir fehlt die Zeit zur Regeneration.
- Ich stehe oft unter großem Zeitdruck, die Intensivität der Arbeit ist einfach zu groß.
- Vieles ist nicht planbar, es kommt immer wieder zu Störungen und Unterbrechungen verschiedenster Art.
- Die Pausen sind zu kurz.

Verhalten meiner Führungskraft

- Ich erfahre mangelnde Wertschätzung für meine Arbeit.
- Es fehlt mir eine ausreichende Kommunikation.
- Ich erlebe eine starke («pingelige») Kontrolle.
- Es fehlen Kriterien, wann meine Arbeit «gut» ausgeführt ist.
- Entscheidungen, die mich betreffen, werden nicht transparent gemacht.
- Meine Führungskraft führt stark über den «Machtaspekt».

Belohnung – Anerkennung – Klima

- Ich erlebe zu wenig Wertschätzung für meinen Arbeitseinsatz.
- Die Vergütung ist zu gering.
- Der Arbeitsplatz ist aufgrund geplanter Restrukturierungen oder Entlassungen unsicher.
- Das Arbeitsklima ist schlecht.

5.2.2.3 Führungskraft

Führungskräfte können selbst von einem Burnout/einer Depression betroffen sein. Sie führen aber auch Mitarbeitende, bei denen es wichtig ist, im Rückkehrprozess Veränderungen (auch evtl. im Verhältnis zum Vorgesetzten) anzugehen. Deshalb gelten die u. a. Aspekte für beide Situationen.

Auch hier gilt es, nach dem Nennen einzelner Punkte im Coaching vertieft Fragen zu den o. a. Aspekten anzugehen.

Persönliche Führung

- Ich kann konstruktiv mit meinen Emotionen umgehen.
- Ich kenne meine Stärken und Schwächen.

- Ich bin klar in meiner Rolle/meinen Rollen.
- Ich lebe meine Werte.
- Ich kann mich gut selbst motivieren.
- Ich habe ein gutes Selbstmanagement, z. B. im Umgang mit Zeit- oder Leistungsdruck, Konflikten oder Stresssituationen.
- Ich achte auf meine Gesundheit und Fitness und regeneriere mich aktiv.

Fach- und Führungswissen

- Ich bilde mich permanent in meinem Fachgebiet weiter.
- Ich eigne mir nötige Führungskompetenzen an und bilde mich in ihnen weiter.

Teamleadership

- Ich führe mit der nötigen Fachkompetenz, z. B. in Gruppendynamik, in Kommunikation, im Konfliktmanagement oder in der Personalentwicklung.
- Ich bin als Führungskraft Vorbild und führe mit Empathie und Wertschätzung.
- Ich gestalte aktiv die Organisations- und Teamkultur in punkto Teamgeist, Lernkultur, Motivation, Feedback, wertschätzende Kommunikation, gute Krisenbewältigung.
- Ich pflege meine Beziehungen zu Kunden, Vorgesetzten oder Kollegen.

Organisationsleadership

- Ich habe unsere Kernaufgabe/unser Kerngeschäft immer im Blick.
- Unsere Identität mit unseren Werten, unserer Einmaligkeit und dem Nutzen, den wir stiften, sind mir wichtig.
- Ich gestalte eine aktive und transparente Information und Kommunikation.
- Unsere Organisation ist in ihrer Ethik einem (humanistischen) Menschenbild verpflichtet, geht sorgfältig mit Macht um und lebt ihre kulturellen Werte.

5.2.2.4 Teamebene

Auf der Teamebene kann es zu einer Fülle von Herausforderungen für einen Mitarbeitenden kommen. Hier sind einige Aspekte aufgeführt, die immer wieder in Beratungsprozessen auftauchen.

Ziele und Aufgaben

- Es gibt keine Vision für die Teamarbeit.
- Die Strategie des Teams wurde nicht in klare Ziele und Aufgaben übertragen.
- Die Ziele bzw. Aufgaben werden nicht effektiv und effizient erreicht.
- Die entsprechenden Ressourcen stehen nicht zur Verfügung.
- Die Anstrengung des Teams für die Organisation wird nicht honoriert.

Führung

- Der Teamleiter kann seine Aufgaben nicht delegieren.
- Der Teamleiter erhält kein Feedback vom Team über seine Arbeit.
- Das Team unterstützt nicht die Leitung.
- Der Teamleiter trifft Entscheidungen ohne Absprache mit dem Team.
- Der Teamleiter passt seinen Führungsstil der jeweiligen Situation nicht an.
- Der Teamleiter geht nicht empathisch auf Anliegen der Mitglieder ein.
- Der Teamleiter vertritt nicht die Interessen des Teams in der Organisation.

Struktur und Arbeitsorganisation

- Die Position des Teamleiters und der Stellvertretung sind nicht geklärt.
- Die Positionen der anderen Teammitglieder, ihre Funktionen und Aufgaben sind nicht klar geregelt.
- Die Prozesse zur Entscheidungsfindung und die Entscheidungskompetenzen sind nicht klar geregelt.
- Das Team hält sich nicht an Entscheidungen, die es getroffen hat und setzt sie auch nicht in die Tat um.
- Die Teamsitzungen sind schlecht vorbereitet und werden mangelhaft durchgeführt.

- Die Teammitglieder sind auf die Sitzungen nicht vorbereitet.
- Die Arbeitsstile und Vorgehensweisen passen schlecht zusammen.
- Es gibt einen ungenügenden Informationsfluss zwischen den Mitgliedern.

Leistung und Qualität

- Das Team hat nicht genügend Erfahrungen und Kompetenzen für seine Arbeit.
- Das Team hat nicht die für die Arbeit benötigten Ressourcen.
- Das Team reflektiert höchstens unregelmäßig die Qualität seiner Arbeit.
- Bei Schwierigkeiten unterstützt man sich nicht gegenseitig.
- Die Teammitglieder tauschen sich nicht über ihre Arbeit im Sinne von „best practise" aus.
- Das Team fühlt sich „überfordert".

Klima und Kommunikation

- Die Teammitglieder begegnen einander nicht in Respekt und Wertschätzung.
- Es gibt keine offenen Diskussionen.
- Es wird nicht offen und ehrlich konstruktive Kritik geübt.
- Probleme werden nicht als Chance aufgefasst.
- Die Zugehörigkeit zu diesem Team wirkt nicht stimulierend und motivierend auf die einzelnen.
- Konflikte zwischen den Mitgliedern werden nicht gelöst.
- Es gibt Cliquen, Intrigen, Außenseiter oder Machtspiele im Team.
- Das Team besitzt keine gemeinsamen Grundwerte, denen sich alle Mitglieder verpflichtet fühlen.

Persönliche Entwicklung

- Die Teammitglieder können ihre Fähigkeiten und Kompetenzen nicht einbringen.
- Die Aufgaben sind nicht nach der entsprechenden Qualifikation verteilt.
- Die Teammitglieder bilden sich nicht regelmäßig weiter.

5.2.2.5 Organisationsebene

Management

- In unserer Organisation wird nicht professionell gearbeitet, z. B. in adäquaten Strukturen, Funktionen und Prozessen.
- Wir gehen nicht zielorientiert vor nach den Grundsätzen: sehen – urteilen – planen – umsetzen – kontrollieren.
- Wir achten nicht auf gute technisch-wirtschaftliche Ressourcen: gut ausgestattete Räume, gute Technik, die «Finanzen im Griff».
- Der Mitarbeiterbedarf wird nicht seriös geplant, es findet kein gutes Recruiting und später keine permanente Weiterbildung statt.
- Unsere Arbeit orientiert sich nicht an vereinbarten Qualitätsstandards.

Entwicklung und Erneuerung

- Wir achten nicht darauf, dass Erneuerungen stattfinden können, dass eine Vision und daraus abgeleitete Strategie gelebt wird.
- Wir beobachten nicht den Markt und die Konkurrenten, sodass wir flexibel reagieren können.

5.3 Fragebogen zur Ursachenanalyse für ein Burnout/eine Depression

Es lohnt sich für Sie als Betroffenen immer wieder, gezielt einzelne Faktoren in den Blick zu nehmen, die zur Erschöpfung und einem damit einhergehenden Burnout/einer Depression geführt haben.

Der Fragebogen zur Ursachenanalyse (s. Anhang 14) blickt einerseits auf persönliche Befindlichkeiten aus der Zeit vor einer ärztlichen Behandlung bzw. vor dem Klinikaufenthalt zurück, beleuchtet gleichzeitig aber evtl. noch weiterhin bestehende Belastungen des Coachees. Dabei werden folgende Felder „beleuchtet".

- Situation beim Arbeitgeber der Organisation
    - Kultur
        Führung bzw. Steuerung
        Kommunikation

- Ordnung
  Funktionen (Verantwortung, Rolle, Aufgaben, Kompetenzen)
  Prozesse (Abläufe und Verfahren)
- Technische und wirtschaftliche Ausstattung
• Umgang des Coachees mit Kunden oder Klienten
• Arbeitsbedingungen: körperlich, psychisch, Arbeitszeit, Störungen…
• Situation im Team bzw. der Gruppe: Stimmung, Wertschätzung, Personalsituation, Kommunikation…

Nach Auswertung des Fragebogens können gezielt lösungs- und ressourcenorientiert Themen angegangen werden, die für Sie als Coachee jetzt wichtig und dringend sind.

Teil II

Der Rückkehrprozess

Viele Patienten sind der Meinung, dass mit der Entlassung aus ihrer Klinik schon der grösste Teil der Genesung erfolgt sei. Die geschützte Atmosphäre in einer Klinik und das Zusammensein mit ebenfalls betroffenen Menschen ist zwar ein wichtiger Heilungsfaktor. Die Rückkehr nach Hause ist aber für viele ein grosser Schritt, weil sie den «Schonraum» verlassen und wieder in ihrem Alltag mit seinen Herausforderungen ankommen.

Besonders die Rückkehr an den Arbeitsplatz muss gut vorbereitet werden, damit nicht wieder belastende Faktoren zu einem Rückfall führen. Die Sozialversicherungen sind mit ihren Beratungs- und (auch finanziellen) Unterstützungsangeboten dafür eine grosse Hilfe.

Nicht zuletzt gilt es auch zu sehen, dass die psychotherapeutische Arbeit in einer Klinik meist ein Anfangsprozess ist, der nach Wochen oder Monaten zu einer weiteren krisenhaften «tieferen Begegnung mit sich selbst» führen kann und eine weitere Unterstützung durch Psychotherapie oder Coaching nötig macht.

6

Unterstützung durch Sozialversicherungen

Vielen Patienten ist nicht bewusst, auf welche Unterstützung sie bei der Rückkehr an den Arbeitsplatz zurückgreifen können. Deshalb soll hier ein kurzer Überblick über die verschiedenen Sozialversicherungsträger gegeben werden, die im deutschsprachigen Raum Unterstützung anbieten.

6.1 Schweiz: Invalidenversicherung (IV)

Viele schrecken bei dem Namen «Invalidenversicherung» zurück und denken sich, dass sie doch keine invalide Person sind. Durch diese vielleicht unglückliche Namensgebung wird allerdings übersehen, dass die Leistungen der IV primär nicht auf eine Rente, sondern auf die (Wieder-)Eingliederung im angestammten Beruf ausgerichtet sind. Im Einzelnen sind dies:

- «Maßnahmen der Frühintervention: Sie beugen gesundheitsbedingten Problemen am Arbeitsplatz vor.
- Eingliederungsmaßnahmen: Sie verbessern oder erhalten die Erwerbsfähigkeit dauernd und wesentlich.
- Invalidenrenten: Sie werden nur dann ausgerichtet, wenn die Eingliederungsmaßnahmen nicht oder nicht im erwünschten Ausmaß erfolgreich waren.
- Hilflosenentschädigung: Sie unterstützen finanziell, wenn behinderte Personen auf die Hilfe Dritter angewiesen sind» (www.ahv-iv.ch – 08.08.2022).

Um diese Ziele zu erreichen, können die Eingliederungsberater der IV bei der Anpassung des Arbeitsplatzes, mit Ausbildungskursen, bei der Arbeitsvermittlung bzw. Beratungsberatung, bei Beschäftigungsmaßnahmen oder bei der sozialberuflichen Rehabilitation unterstützen.

6.2 Deutschland: Deutsche Rentenversicherung

Die Deutsche Rentenversicherung hat eine ganze Palette von Maßnahmen, mit denen sie Menschen nach einem Klinikaufenthalt unterstützen kann (www.deutsche-rentenversicherung.de – 08.08.2022).

Mitunter kann es wichtig sein, nach einer stationären Krankenhausbehandlung das ganztägige ambulante oder stationäre Angebot der Anschlussrehabilitation (AHB), die meist 3 Wochen dauert, wahrzunehmen. Nähere Auskünfte kann dazu der Sozialdienst des Krankenhauses geben.

Davon zu unterscheiden ist die «Berufliche Rehabilitation» der Deutschen Rentenversicherung: Die Leistungen dienen dem Erhalt des Arbeitsplatzes. Durch Aus- und Weiterbildungsangebote können neue berufliche Perspektiven eröffnet werden. Auf der Website der Deutschen Rentenversicherung stehen dazu umfangreiche Informationsbroschüren zum Download zur Verfügung.

Für weitergehende Auskünfte und ggf. den Einbezug weiterer Träger (z. B. die gesetzlichen Krankenkassen oder die Bundesagentur für Arbeit) ist eine Beratung beim Sozialdienst der Klinik hilfreich.

6.3 Österreich: Sozialministerium

Ähnlich wie in der Schweiz und Deutschland steht auch in Österreich bei einer langandauernden Erkrankung die Rehabilitation im Vordergrund.

Auch hier ist es wichtig, den Sozialdienst der Klinik aufzusuchen oder sich selbst einen ersten Überblick zu verschaffen auf der Homepage des Bundesministeriums Soziales, Gesundheit, Pflege und Konsumentenschutz. Dort steht unter «Broschürenservice» umfangreiches Informationsmaterial zur Verfügung (www.sozialministerium.at – 08.08.2022).

7

Situationen im «Rückkehrprozess» – ein Überblick

Der Aufenthalt in einem akutpsychiatrischen Krankenhaus oder einer Reha-Klinik ist für viele Patienten eine anspruchsvolle Zeit. Sie erleben auf vielfältigste Weise neue Impulse (z. B. in der Psychotherapie, in Bewegungsangeboten, im Zusammensein mit anderen Patienten), die bisher Gewohntes in Frage stellen können.

Damit die gewonnenen positiven Erfahrungen auch umgesetzt werden können und die Behandlung nachhaltig ist, braucht es einen guten Blick auf die verschiedenen Phasen des Rückkehrprozesses (Abb. 7.1) und auf die vielfältigen Bedürfnisse, die nach einem Klinikaufenthalt auftauchen.

7.1 Ende des Klinikaufenthalts

Es mag vielleicht zunächst verwundern, dass hier als erstes der Klinikaufenthalt selbst auftaucht. Die Erfahrung zeigt aber, dass gegen Ende eines Klinikaufenthalts die nähere Zukunft nach dem Austritt oftmals mit sehr viel Unsicherheit behaftet ist.

Hier zeigt sich «zum Glück» immer wieder, dass die während eines Aufenthalts entstandenen Kontakte und Beziehungen mit «Leidensgenossen» eine wertvolle Ressource darstellen. Mitunter kommt es zu längeren Freundschaften mit gegenseitiger Unterstützung oder zu Treffen von Gruppen in regelmäßigen Abständen, um sich im Rückkehrprozess gegenseitig zu unterstützen.

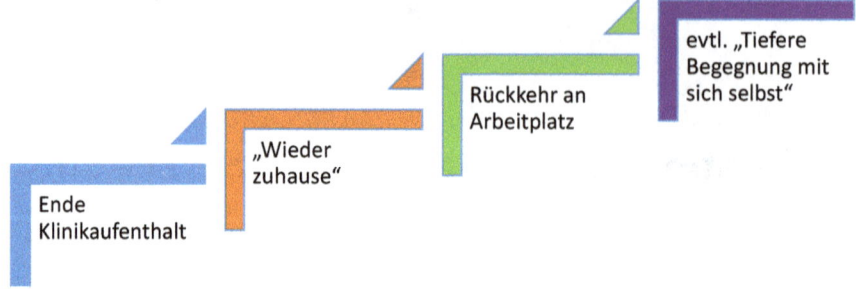

Abb. 7.1 Phasen des Rückkehrprozesses

In der schon zitierten Pilotstudie der Universität Hohenheim (Wels 2019) sind wichtige Bedürfnisse der Patienten nach dem Klinikaufenthalt:

- Privatleben/Familie
  - Funktionierende Partnerschaft führen
  - Mehr Zeit für mich
  - Work-Life-Balance etablieren
- Beruf
  - Mich auf das Wesentliche konzentrieren können
  - Wertgeschätzt zu werden
- Persönliche Kompetenzen
  - Für mich einzustehen und selbstfürsorglich zu handeln
  - Zuversichtlich in die Zukunft blicken zu können
  - Mit Lebensfreude Freizeitaktivitäten zu unternehmen
  - Klare Entscheidungen treffen zu können
  - Eigene Schwächen zu akzeptieren

7.1.1 Den Austritt planen – Unterstützung in Anspruch nehmen

In vielen Kliniken wird die «Austrittsphase» aktiv gestaltet. Dies bedeutet, dass der Arzt oder Psychotherapeut die wichtigen Schritte hin zur nachhaltigen Genesung mit Ihnen als Patient bespricht. Dazu gehören einerseits Terminvereinbarungen beim vorbehandelnden Arzt oder Psychotherapeuten, das Besprechen des Austrittsberichtes, das Aufgleisen eines evtl. Round-Table-Gesprächs mit dem Arbeitgeber oder der Verweis auf weiterführende Stellen, die Unterstützung anbieten.

Zudem ist in vielen Kliniken die Sozialberatung etabliert (entweder intern oder eine externe Adresse), die v. a. auch die Möglichkeiten der weiteren Unterstützung durch die Kranken- und Sozialversicherungen aufzeigen kann.

Dazu gehören z. B. Care- bzw. Case-Management der Krankenkassen bzw. Taggeldversicherungen und Eingliederungsberater der Sozialversicherungen. Es lohnt sich, diese Unterstützung in Anspruch zu nehmen, weil man damit nicht auf sich allein gestellt ist. Besonders der Kontakt zum Arbeitgeber, der nach einer längeren Krankheitsphase von Unsicherheiten (Behalte ich noch meine Stelle?...) geprägt sein kann, wird durch eine Drittperson erleichtert. Diese kann z. B. in einem Round-Table-Gespräch, in dem die Rückkehr an den Arbeitsplatz thematisiert wird, eine führende Rolle übernehmen.

7.2 Wieder zuhause

Der Übergang vom Klinikaufenthalt nach Hause ist eine anspruchsvolle Phase. Viele gehen mit gemischten Gefühlen zurück in ihren Alltag: Einerseits spüren sie Freude über die erfolgte Genesung und über viele Impulse, die sie für ihren weiteren Lebensweg bekommen haben. Andererseits ist aber auch Unsicherheit spürbar:

- Packe ich das, was ich mir an Lebensveränderung vorgenommen habe oder falle ich wieder in alte Muster zurück?
- Wie wird mein Umfeld (meine Familie, meine Freunde, meine Arbeitskollegen) auf meine Rückkehr reagieren? Werden sie Verständnis zeigen?

Erfahrungsgemäß ist es in dieser Phase, in der meist noch eine Arbeitsunfähigkeit von 100 % vorliegt, ganz wichtig, wieder im Alltag «Tritt zu fassen». Es braucht hauptsächlich einen geregelten Tagesablauf, um sich wieder an das «normale Leben» zu gewöhnen.

In der Regel kommen Patienten mit «Hausaufgaben» aus der Klinik zurück. So sollen z. B. Entspannungsübungen (z. B. Yoga oder Progressive Muskelrelaxation PMR) weiter praktiziert werden. Es stehen Arztbesuche, Schnupperstunden in einem Fitnessstudio oder das Gespräch mit einem Vertreter des Arbeitgebers an, in dem es um die Rückkehr an den Arbeitsplatz geht.

Kurzum: Vieles ist gegenüber der Zeit vor dem Klinikaufenthalt anders und muss geplant werden, sodass es nicht wieder zu einer Überforderung kommt.

7.3 Rückkehr an den Arbeitsplatz

Die Rückkehr an den Arbeitsplatz stellt ganz häufig einen wichtigen Schritt in die «Normalität» dar. Dieser Schritt will sehr gut vorbereitet sein. Dazu gehört es zwangsläufig, dass die Triggermomente, die bisher zu einem unerwünschten Verhalten geführt haben, genauer angeschaut werden. Bewährt hat sich zudem, dass neben den personalen auch die organisationalen Elemente, die zu einer Überforderung geführt haben, sehr genau reflektiert werden. Für beide Faktoren gilt es, geeignete Strategien zu entwerfen und Schritt für Schritt bei der Rückkehr einzusetzen.

Besonders wichtig ist es, genügend Zeit für Arztbesuche, Psycho- oder Physiotherapien, Reha-Coaching oder Besuche im Fitnessstudio zur Verfügung zu haben. Vieles ist sehr zeitintensiv, mit physischen oder psychischen Belastungen verbunden und kann nicht «nebenher» bewältigt werden. Eine Überforderung ist in dieser Phase unbedingt zu vermeiden.

Es ist sehr vorteilhaft, wenn vor der Rückkehr an den Arbeitsplatz ein Gespräch mit dem Arbeitgeber stattfinden kann. Es gilt hier v. a. die Besonderheit der Situation deutlich zu machen und einige wichtige Punkte zu thematisieren, z. B.

- Der Klinikaufenthalt war der erste Schritt im Genesungsprozess. Er ist noch nicht abgeschlossen, sondern braucht – je nach Situation – zwischen 6 und 12 Monate. So sind z. B. Faktoren wie Konzentrationsfähigkeit, schnelle Ermüdung oder ausreichend Schlaf wichtige Aspekte, die es zu beachten gilt.
- Die Arbeitsfähigkeit sollte schrittweise gesteigert werden. Eine zu schnelle Erhöhung des Arbeitspensums kann kontraproduktiv sein, weil die körperliche und geistig-/seelische Belastbarkeit noch nicht ausreichend ist.
- Es ist ratsam, mit den Arbeitszeiten zu experimentieren (wenn immer das auch von Arbeitgeberseite möglich ist), z. B.
  - Woche 1–2: 40 % Arbeitsfähigkeit: Dienstagvormittag, Donnerstag ganzer Tag, Freitagvormittag arbeiten.
  - Woche 3–4: 50 % Arbeitsfähigkeit: Dienstag und Donnerstag ganzer Tag, Freitagvormittag arbeiten.

- Woche 5–6: 60 % Arbeitsfähigkeit: Montagnachmittag, Dienstag und Donnerstag ganzer Tag, Freitagvormittag arbeiten.
- …

Bei den o. a. Wochen ist der Mittwoch und der Freitagnachmittag bzw. Montagvormittag als freie Zeit eingeplant. Besonders in der Anfangsphase ist es wichtig, nach ein oder anderthalb Tagen einen «Ruhetag» zur aktiven Regeneration zu planen. Das Gleiche gilt für das Wochenende. Wenn immer möglich sollte zunächst sowohl der Freitag(-nachmittag) als auch der Montag(-vormittag) zur aktiven Erholung, für Arztbesuche, Therapien oder Coachings zur Verfügung stehen.

Als Betroffener sollten Sie sehr genau reflektieren, was Sie über Ihre Erkrankung kommunizieren. Besonders bei überwiegend organisationalen Faktoren, die ein Burnout/eine Depression ausgelöst haben, macht es keinen Sinn, vorschnell Schuldzuweisungen zu artikulieren. Es braucht hier ein offenes Gespräch mit dem direkten Vorgesetzten und eine sorgfältige Klärung der auslösenden Faktoren. Dies erfordert in der Regel einen eigenen Prozess, der möglichst bald eingeleitet werden sollte, damit der Wiedereinstieg des Betroffenen gelingen kann.

Ein besonderes Phänomen, das u. a. zu einiger Verwirrung und Konflikten führen kann, gilt es in dieser Phase besonders zu beachten: Es geschieht häufiger, dass Sie als Coachee braun gebrannt und äußerlich erholt aus einem Reha-Aufenthalt zurückkehren. Sie treffen mitunter Arbeitskollegen, während Sie eine Ausfahrt auf dem Velo machen oder joggend Ihr Sportpensum bewältigen. Dies führt dann bei diesen und anderen Arbeitskollegen zu Irritationen.

Es tauchen Fragen auf: Wenn «der» joggen gehen kann oder Mountain-Biken – warum arbeitet er dann nicht an allen Tagen in der Woche? «Der» sieht braun gebrannt und erholt aus – simuliert er und macht uns etwas vor?

Der Unmut kann auch dadurch ausgelöst werden, dass in Arbeitsteams häufig durch Ihren Ausfall eine zusätzliche Mehrarbeit erforderlich war. Die Kollegen mussten Ihr Arbeitspensum kompensieren und sehen Sie nun «halbwegs munter» in der Freizeit.

Hier ist für Sie sehr wichtig, die Kollegen darüber aufzuklären, dass aktive Erholung und Sport zum Regenerationsprogramm gehören und essenziell notwendig sind. Es geht darum, auch für Verständnis zu werben, dass mit einem Klinikaufenthalt nicht alles erledigt ist, sondern die Genesung ein längerer Prozess ist.

7.4 Tiefere Begegnung mit mir selbst

Wie schon mehrfach ausgeführt, ist die Genesung von einem Burnout/einer Depression ein längerer Prozess. Sind hauptsächlich personale Faktoren für eine Erkrankung maßgebend, ist die therapeutische Begleitung in einer Klinik oftmals der erste Schritt in der Ursachenanalyse und der darauffolgenden ersten Bearbeitungsphase.

In (fast) allen Fällen ist auch eine weitere poststationäre Psychotherapie nötig, evtl. auch eine medikamentöse Weiterbehandlung.

Es passiert immer wieder, dass Menschen in der poststationären Phase plötzlich «durchgeschüttelt» werden. Aus zunächst unerklärlichen Gründen tauchen körperliche oder seelische Phänomene auf, z. B. hoher Blutdruck, Schwindel, Übelkeit, Schlaflosigkeit, Angstzustände oder tiefe Traurigkeit. Diese Phänomene können Wochen oder Monate nach dem Klinikaufenthalt eintreten oder gar erst Jahre später (während einer Psychotherapie) auftauchen.

Dies kann ein Anzeichen dafür sein, dass im psychischen oder körperlichen Prozess eine neue Phase «eingeläutet» wurde. Menschen kommen in diesen Momenten z. B. zum ersten Mal mit schmerzhaften Ereignissen in Kontakt, die ihnen vorher nicht zugänglich waren, die aber wichtige Auslöser für ihr «geheimes Programm» (vgl. Abschn. 4.1) waren und sind.

Diese Anzeichen sorgen bei den Betroffenen oftmals für Irritationen: Sie glaubten, dass «die Sache abgeschlossen» sei, dass die Ursachen gefunden seien – und jetzt: «Was ist jetzt los?»

Auch bei Ihnen als Betroffenem können solche Phänomene auftauchen; sie gehören oft zu einem Heilungsprozess dazu. Dabei hilft, das Bild einer Zwiebel zu gebrauchen. Schicht um Schicht können solche Situationen zu einer tieferen Begegnung mit Ihnen selbst und zum Kern Ihrer Persönlichkeit führen – leider auch zum Ort, in dem Verwundungen und Verletzungen ihren Sitz haben und jetzt auftauchen. Die gute Botschaft dabei ist allerdings auch, dass eine intensivere Heilung möglich werden kann.

Teil III

Grundlegende Veränderunden

Im Verlaufe von Reha-Coachings tauchen immer wieder grundlegende Themen auf. Dazu gehören im Bereich der Selbstführung die «Kunst der Motivation» oder der konstruktive Umgang mit Stress.

Nicht zuletzt kommt es immer wieder auch zu «Sinnfragen», die Menschen sehr eingehend beschäftigen und die mit verschiedenen Fragestellungen («Was ist jetzt der Sinn meines Lebens» oder «Was ist der Sinn jetzt in dieser Lebensphase») verbunden sind. Sie können nicht einfach negiert werden, sondern benötigen eine intensive Beschäftigung damit, um wieder Perspektiven zu gewinnen.

Im täglichen Auf und Ab des Berufslebens ist es darüber hinaus wichtig zu reflektieren, ob die Arbeit nur ein notwendiges Übel zum Lebensunterhalt ist oder auch Erfüllung schenkt und Sinn vermittelt. Dafür ist das Konzept der Salutogenese mit den entsprechenden Reflexionsfragen eine wertvolle Hilfe, weil es Hinweise gibt, was ein Mensch in der Arbeitswelt benötigt, um seine Gesundheit zu erhalten.

8
Selbstführung

Das Thema «Selbstführung» wird ganz bewusst in diesem Teil des Buches behandelt und nicht bei den Arbeitsinstrumenten im zweiten Teil. Es geht nämlich um eine grundlegende Ausrichtung des Arbeits- und Privatlebens und um Themen, die jenseits des «Rückkehrprozesses ins Leben» wichtig sind. Dabei werden aus der Coachingerfahrung des Autors Themen aufgegriffen, die sich bei Klienten immer wieder als «Stolpersteine» erwiesen haben – zum Teil sogar schon an verschiedenen Arbeitsorten und in verschiedenen Arbeitsverhältnissen (z. B. als Teammitglied, Teamleiter oder Geschäftsführer).

8.1 Motivation

Motivation ist einer der am meisten mit einer falschen Vorstellung verbundenen Begriffe. Viele Menschen denken z. B., dass sie bei fehlender Motivation «nur» ein Motivationsseminar besuchen müssten und dass dort dann ein begeisternder Motivationstrainer sie für die nächsten Monate oder sogar Jahre energetisieren und motivieren könnte. Die dahinterliegende Vorstellung ist, dass Motivation als eine Art Arznei verabreicht werden könne und dann selbständig ohne großes Zutun der Person ihre Wirkung entfalten würde.

Auch in vielen Chefetagen bestehen heute noch falsche Ansichten über Motivation, so z. B.:

- Wenn ich die Mitarbeiter über monetäre Anreize (Boni) «locke», werden sie motiviert.
- Wenn ich ein tolles Betriebsfest mit guten Getränken und gutem Essen veranstalte, sind die Mitarbeiter zufrieden und für die nächsten Wochen motiviert.
- Wenn ich dafür sorge, dass meine Mitarbeiter eine gute «Work-Life-Balance» haben, dann sind sie motiviert.

Diese Sichtweisen verbindet die Überzeugung, dass jeweils eine Einwirkung von «außen» Motivation erzeugt – sei es ein Motivationstrainer oder eine Gabe, die mir als «Belohnung» oder «Kick» für Motivation geschenkt wird.

In seinem berühmten Buch «Mythos Motivation» räumt Reinhard K. Sprenger (Sprenger 2014) mit den weitverbreiteten Irrtümern zum Thema Motivation in Unternehmen auf. Sein Plädoyer für Vertrauen in die Eigenverantwortung und Leistungsbereitschaft der Mitarbeiter geht genau den umgekehrten Weg, nämlich den, diesen Qualitäten bei den Mitarbeitern Raum zu geben und zu stärken. Durch mehr individuelle Freiräume und Selbstbestimmung, die als Rahmen in einem Unternehmen gelebt werden, entsteht auch bei den Mitarbeitern Motivation und Freude an der Arbeit und der eigenen Leistung. Nicht zuletzt kommt ein solcher Paradigmenwechsel im Verhältnis zu den Mitarbeitern auch der Leistungsfähigkeit des Unternehmens und dem entsprechend möglichen monetären Gewinn zugute.

In diesem Kapitel soll aber nicht auf die Wirkungen und Defizite hinsichtlich Motivation in Unternehmen eingegangen werden: Im Zentrum stehen Sie als Mensch mit der Frage:

- «Wie kann ich mich motivieren?»
- «Wie finde ich (wieder) zu Lebensfreude und Motivation für meine Arbeit?»

Dabei soll von der lateinischen Wortbedeutung «movere» = «bewegen» ausgegangen werden und zur Frage führen:

- «Wie komme ich wieder in eine gute geistige, körperliche oder psychische Bewegung?»

8.1.1 Ausgangssituation

Menschen, die nach einem Burnout oder einer psychischen Erkrankung in ihren (Arbeits-)Alltag zurückkehren, kommen oftmals mit einer großen

Zahl von Ideen, was sie alles verändern könnten, nach Hause. Es besteht einerseits in den ersten Wochen die Gefahr, dass sie wieder in alte, letztlich zerstörerische Routinen verfallen und die neuen Impulse nicht aufnehmen, die ihnen neue Lebensqualität und eine verbesserte psychische Verfassung ermöglichen. Andererseits kann eine übergroße Zahl von Ideen und Wünschen auch dazu führen, dass sie einerseits nichts anpacken oder das genaue Gegenteil tun: Sie sind überwältigt von ihren Wünschen und können keine Prioritäten setzen bzw. sich mit der Zahl ihrer Wünsche übernehmen.

Der im Folgenden beschriebene Weg zur Motivation (Abb. 8.1) möchte eine Hilfestellung sein, wie wenige, besonders wichtige Ziele auch in die Tat umgesetzt werden können.

8.1.2 Wünsche werden zu(m) Ziel(en)

Vorzugsweise gegen Ende eines Klinikaufenthalts besteht die große Chance, entweder allein oder mit dem behandelnden Therapeuten zusammen, Rückblick zu halten und die Planung der Zeit nach Austritt an die Hand zu nehmen.

In einer sehr einfachen Art und Weise (Abb. 8.2) können z. B. in einem Mindmap wichtige Einsichten und Veränderungswünsche gesammelt, strukturiert und priorisiert werden.

Eine Hilfe zur Priorisierung besteht darin, sich gedanklich in die Zeit «ein Jahr später» zu begeben und sich die Frage zu stellen: «Was soll sich rückblickend in meinem Leben auf jeden Fall verändert haben?». In einer Therapiesitzung und im Selbstcoaching kann dies zusätzlich mit einer Aufstellung ergänzt werden. Es wird eine Linie ausgelegt (z. B. mit einer Schnur oder Tesakrepp auf dem Boden) und das aktuelle Datum bestimmt. Sie stellen sich dann auf den Punkt «ein Jahr später», schließen die Augen,

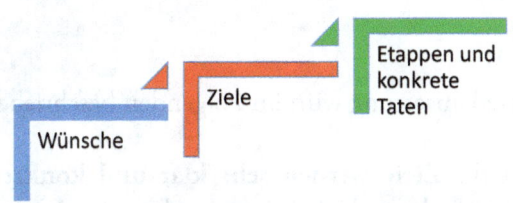

Abb. 8.1 Wünsche – Ziele – Etappen als Weg zu Motivation

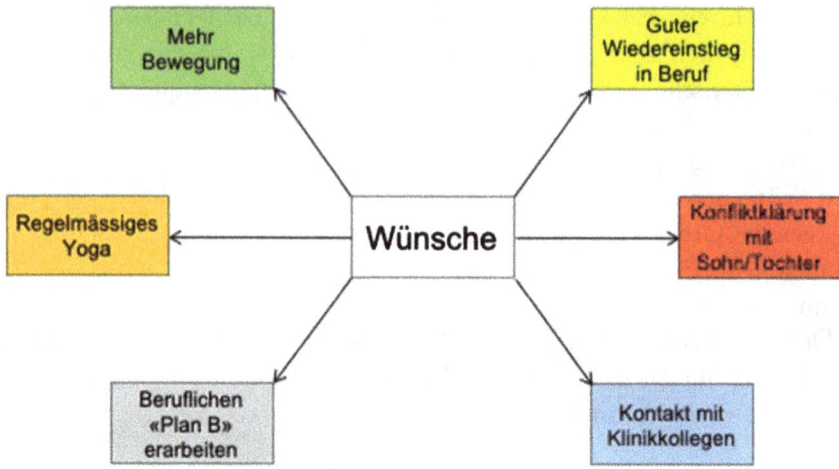

Abb. 8.2 Wünsche werden zu(m) Ziel(en)

zentrieren sich und spüren nach, welche wichtigen Impulse bzw. Wünsche auftauchen. Der Therapeut kann diese notieren und auf die Linie auslegen.

Damit es nicht zu einer Überforderung kommt, sollten nicht mehr als zwei wichtige Ziele aus den verschiedenen Wünschen ausgewählt werden.

8.1.3 SMARTe-Formulierung

Es ist wichtig, nach der Auswahl von ein bis zwei Zielen, diese noch einmal auf ihre Realisierbarkeit «abzuklopfen». Hierzu helfen ein paar einfache, aber wichtige Regeln.

Ziele sollen

- s – spezifisch
- m – messbar
- a – attraktiv
- r – realistisch
- t – terminiert

sein. Die konkrete Umsetzung wird im Folgenden beschrieben.

1. Das Ziel oder die **Ziele werden sehr klar und konkret («spezifisch») schriftlich festgehalten.** Dabei ist es sehr wichtig, auf eine positive Formulierung zu achten. Dabei helfen die verschiedenen «W's», die alle in Gegenwartsform notiert werden.

- Was will ich erreichen?
- Wie will ich es erreichen?
- Wer könnte mich dabei evtl. unterstützen?
- Wie sieht es aus, wenn das Ziel erreicht ist? Dies ist in der Gegenwartsform zu formulieren.

> **Beispiel**
>
> *Ich werde nach meinem Klinikaustritt jede Woche am Dienstagabend um 19 Uhr im Trainingscenter xy eine Yoga-Lektion besuchen. Ich bitte die Trainerin, mir besonders Übungen zu empfehlen, die mir auch im Alltag helfen, mich zu entspannen.*
> *Wenn ich einige dieser Übungen in meiner (Mittags-)Pause mache, bin ich danach entspannter, gelassener und kann gleichzeitig konzentrierter arbeiten.*

Eine große Hilfe ist es auch, das anvisierte Ziel «auszuschmücken». Dazu ein paar Ideen:

- Ich «google» ein Bild oder Symbol, das zu meinem Ziel passt und lade es auf meine verschiedenen Bildschirme (Handy, Tablet, PC).
- Ich schreibe mein Ziel in großen Buchstaben auf ein A3-Blatt und gestalte daraus ein Bild, das ein oder mehrere Elemente des Ziels enthalten kann.
- Ich gehe in die Natur hinaus und suche mir einen Gegenstand (Stein, Holz, Pflanze…), der mein Ziel symbolisch verkörpert und mich immer wieder daran erinnert. Den Gegenstand kann ich dann an einem besonderen Ort in meiner Wohnung oder am Arbeitsplatz aufstellen.

2. Ziele sollen – wenn immer möglich – «**messbar**» sein. Hier lohnt es sich, sich in die Zukunft zu versetzen und für sich Kriterien zu entwickeln, wann das Ziel erreicht ist. Anhand dieser Kriterien kann dann später evaluiert werden, was erreicht wurde und was evtl. noch zu erledigen ist.

> **Beispiel**
>
> *Ich kann in 3 Monaten einen Nordic-Walking-Lauf machen, bei dem ich 30 min mit einem Durchschnittspuls von 105 Schläge/min unterwegs bin und mich am Ende entspannt und frei fühle.*

3. Ziele sollen **attraktiv** sein, d. h. wie ein Magnet soll ein Ziel eine Kraft entfalten, die mich zum gewünschten Ziel hinzieht und nicht nur darin besteht, ein «Muss» zu erfüllen. Hier hilft es sehr, sich zu visualisieren (eine Art inneres Foto zu haben), wie es ist, wenn ich das Ziel erreicht habe.

> **Beispiel**
>
> *Ich stelle mir vor, dass ich am Ende eines Arbeitstages zwar müde, aber mit einem Lächeln auf den Lippen aus der Bürotür trete und mit dem Bus nach Hause fahre.*

4. Ziele sollen **herausfordernd und gleichzeitig realistisch** sein. Es nützt nichts, ein Ziel zu wählen, das mich überfordert und «eine Nummer zu groß ist». Hier kann das Gespräch mit dem Therapeuten in der Klinik oder mit einem guten Freund zuhause eine wertvolle Hilfe sein, um zu einer realistischen Einschätzung zu kommen. Dabei kann auch erörtert werden, ob das gewählte Ziel vielleicht zu wenig Anreize bietet, sodass ich unter meinen Möglichkeiten bleibe. Das Ziel soll auch selbständig erreichbar sein. Es geht also nicht darum, darauf zu warten, bis eine andere Person etwas für mich tut, sondern es ist wichtig, selbstmächtig zu handeln und dadurch auch die «Selbstwirksamkeit» («Ich kann etwas erreichen!») zu stärken.

> **Beispiel**
>
> *In meinem Verhalten als Führungskraft suche ich zunächst nach geeigneten Mitarbeitern, denen ich gewisse Führungsaufgaben delegieren kann. Dann beginne ich in Woche 1 mit einer Delegationsaufgabe, in Woche 2 mit zwei und erreiche so immer mehr Sicherheit im Umgang mit Delegationen.*

5. Ziele sollten **terminiert** sein. Dabei ist es wichtig, nicht zu große Zeiträume zu wählen. Bewährt hat sich, das Ziel vor Ablauf eines Jahres zu erreichen.

> **Beispiel**
>
> Ich möchte meinem Chef vorschlagen, im nächsten halben Jahr mit ihm ein Standortgespräch über meine persönliche Arbeitssituation zu führen: Im ersten Vierteljahr wären alle 4 Wochen, im zweiten Vierteljahr alle 6 Wochen dafür geeignete Abstände.

8.1.4 Etappen und konkrete Taten planen

Oftmals kann es geschehen, dass besonders herausfordernde Ziele «sehr groß» erscheinen. Deshalb ist es wichtig, die Realisierung in einzelne Etappen zu unterteilen und sie in konkreten Taten anzugehen.

Im oben erwähnten Yoga-Beispiel könnte dies z. B. folgendermaßen aussehen:

1. *Etappe: Ich melde mich für die Yoga-Lektion an und besuche diese wöchentlich während 6 Wochen.*
2. *Etappe: Nach 6 Wochen suche ich das Gespräch mit der Trainerin und überlege mit ihr, welche ein bis zwei einfachen Übungen zur Entspannung im Berufsalltag anwendbar sind.*
3. *Etappe: Ich wende diese einfachen Übungen 3 Wochen lang jeden Mittag an und überprüfe dabei immer wieder, ob ich mich dabei entspannen kann.*
4. *Etappe: Ich ergänze die einfachen Übungen mit drei bis vier anderen, um eine Variabilität in mein Training zu integrieren.*
5. *Etappe: Ich überprüfe, ob ich die Yoga-Übungen weiterhin praktiziere oder noch in einem anderen Angebot (z. B. Pilates, Progressive Muskelrelaxation PMR...) schnuppere.*

8.2 Umgang mit Stress

«Ich bin im Stress!» – wie oft hört man diesen Satz bei Freunden oder Arbeitskollegen?

«Stress» ist zu einem Modewort für Belastungen jeglicher Art (auch «Freizeitstress») verkommen und damit kaum mehr geeignet, um wirklich belastende Situationen zu erfassen und zu thematisieren. Es wird v. a. nicht mehr zwischen «Eu-Stress» (anstrengende Arbeit, die zu Erfüllung und Glücksgefühlen führt) und «Dis-Stress» (Unter- oder Überforderung mit Langeweile, Monotonie oder Erschöpfung und Konzentrationsverlust) unterschieden.

In diesem Kapitel geht es nicht darum, das Thema «Stress» ausführlich zu behandeln. Es soll vielmehr auf ein paar wichtige Aspekte eingegangen werden, die besonders für Menschen im Rückkehrprozess nach einem Klinikaufenthalt wichtig sein können. Dabei wird der Fokus hauptsächlich auf die Arbeitswelt gerichtet. Weiterführende Impulse werden im sehr lesenswerten Buch von Gert Kaluza, «Gelassen und sicher im Stress», vermittelt (Kaluza 2018).

8.2.1 Was ist Stress?

Man kann Stress ganz allgemein als ein Ungleichgewicht (Abb. 8.3) definieren zwischen Belastungen und Anforderungen, die von der Umwelt kommen und den eigenen verfügbaren inneren oder äußeren Möglichkeiten der Bewältigung.

Stress tritt in sehr unterschiedlichen Sphären (Abb. 8.4) auf. Auslöser für Stress können

- beim Individuum die «inneren Antreiber»,
- in der Familie Krankheiten, Finanznöte oder Konflikte,
- am Arbeitsplatz fehlender Handlungsspielraum, hoher Arbeitsdruck,
- in der Gesellschaft die permanente Suche nach «Glück» durch Konsum oder nach erlebnisorientierten Freizeitangeboten mit «Kick-Effekt» sein.

Die Fokussierung auf eine Organisation und deren Stress-Sphären (Abb. 8.5) bringt wiederum zusätzliche Aspekte zum Vorschein und kann

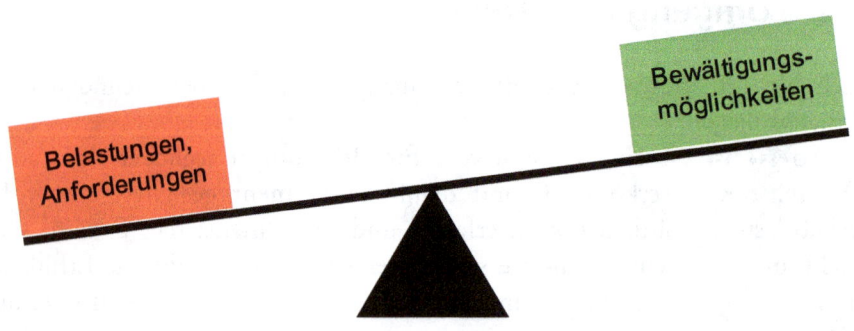

Abb. 8.3 Stress

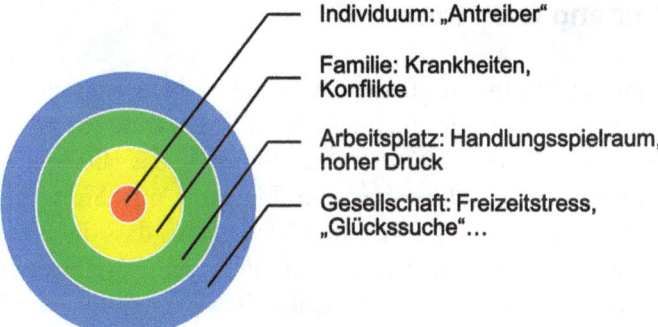

Abb. 8.4 Stress-Sphären

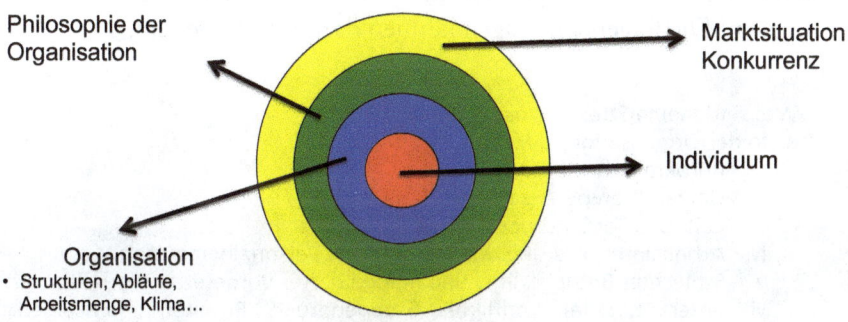

Abb. 8.5 Stress-Sphären in einer Organisation

für eine erste Analyse und Diagnose genutzt werden. Hierzu kann die Auseinandersetzung mit folgenden Fragen nützlich sein:

- Werde ich von einem Kollegen durch übergroße Ansprüche gestresst?
- Spielen wirtschaftliche Faktoren (z. B. existenzielle Bedrohung der Organisation durch starke Konkurrenten) eine wichtige Rolle?
- Liegt die Ursache der Belastung hauptsächlich in der Organisation selbst, z. B. durch ungeeignete Strukturen, mangelhafte Prozesse, zu große Arbeitsmengen oder im «Betriebsklima»?
- Liefert die «Philosophie der Organisation» (corporate philosophy) immer wieder (zu) hohe Belastungsmomente, z. B. «Wir wollen die Besten auf dem Markt sein und dafür haben unsere Mitarbeitenden alles zu geben!»?

8.2.2 Umgang mit Stress

Es ist ein großer Irrtum zu glauben, von außen beurteilen zu können, ob ein Mensch gestresst ist oder nicht. Richard S. Lazarus, ein amerikanischer Psychologe, entwickelte 1984 ein Stressmodell, das als «transaktionales Stresskonzept» wichtige Hinweise zum Umgang mit Stress geben kann (Lazarus 1984). Ein Kerngedanke seines Modells ist, dass die Bewertung, ob eine Person gestresst ist oder nicht, nicht allein vom sog. Stressor abhängt, sondern wesentlich von der je individuellen Bewertung, die eine Person vornimmt. So kommt es, dass (vermeintliche) Stressoren die eine Person «kaltlassen», während eine andere Person sich blitzschnell überfordert fühlt.

Im konkreten Umgang mit Stress kann die Analyse des eigenen Stressverhaltens ein erster wichtiger Schritt sein, mit ungutem Stress (Dis-Stress) umzugehen. Die folgenden Fragen können dazu eine Hilfe sein.

1. **Was sind meine Stressauslöser («Stressoren»)?**
   a. In der Organisation, z. B.
      i. Bürokratische Strukturen
      ii. Unklare Kompetenzen
      iii. Zeit- und Termindruck
      iv. Arbeitsintensivierung durch zu knappe Personalbemessung
      v. Schlechtes Betriebsklima und mangelhaftes Vorgesetztenverhalten
      vi. (Interkulturelle) Konflikte, Gruppendruck, Rivalität und Intrigen, Mobbing, sexuelle Belästigung
      vii. Über- oder Unterforderung
      viii. Monotonie
      ix. Kleiner Handlungsspielraum und große Verantwortung
   b. In meiner Rolle in der Organisation, z. B.
      i. Rollenkonflikte: meine Erwartungen und die Erwartungen der Organisation passen nicht zueinander
      ii. Unzureichende Qualifizierung für den Job
      iii. Zu wenig Anerkennung – zu wenig soziale Unterstützung
      iv. Auseinandersetzungen mit Vorgesetzten
   c. In meiner Arbeitsumgebung, z. B.
      i. Lärm, schlechte Luft
      ii. Häufige Unterbrechungen
      iii. Räumliche Enge – zu wenig Privatsphäre
      iv. Schlechte ergonomische Gestaltung des Arbeitsplatzes
   d. In der Familie, z. B.
      i. Krankheit des Partners oder von Kindern
      ii. Auszug der Kinder und «Verlassenheitsgefühl»
      iii. Konflikte in der Familie oder Nachbarschaft
      iv. Belastende Lebensereignisse: Tod, Trennung
   e. Durch gesellschaftliche Faktoren bedingt, z. B.
      i. Ständige Erreichbarkeit auf dem Smartphone
      ii. Überflutung durch zu viele Informationen, Fake-News…

iii. Dichte-Stress im Verkehr, in Wohnverhältnissen, Geschäften...
iv. Permanente Suche nach «Kick-Momenten» im Sport, in der Kultur...
v. Rastlosigkeit, starkes Angetriebensein im Außen
f. Als Individuum, z. B.
i. Unsicherheiten – (finanzielle) Existenzängste
ii. Übertritt in den Ruhestand und Angst vor dem Älterwerden
iii. Psychische Einschränkungen
2. **Wie setze ich mich selbst unter Druck – «produziere» ich ungesunden Stress? z. B.**
a. Kenne ich meine Antreiber: z. B. «Sei perfekt!», «Widersprich einer Autoritätsperson nicht!», «Mach es allen recht!»?
b. Habe ich eine gute Arbeitsorganisation?
c. Überfordere ich mich?
d. Sorge ich für genügend Regeneration nach anstrengenden Zeiten?
e. Werde ich bestimmt vom Denken: «Ich schaff das schon allein, brauche keine Unterstützung von außen?»
3. **Wie reagiere ich, wenn ich im Stress bin? z. B.**
a. Emotional: bei positivem Stress: Freude, Euphorie – bei negativem Stress: Angst, Ärger, Wut, Gereiztheit
b. Motivational: Motivationsverlust bis hin zu Nichtstun
c. Kognitiv: Konzentrationsstörungen, Tagträumen, Realitätsflucht, Blackout, Alpträume, negative Gedanken («Das schaffe ich nie!»)
d. Physiologisch: Kopfschmerzen, Rückenschmerzen, Herz-Kreislauf-Erkrankungen...

8.2.3 Hilfen zur Stressbewältigung

Es gibt eine Fülle von Möglichkeiten, auf ungesunden Stress zu reagieren. Entscheidend ist es, dies zu tun! In einfacheren Situationen kann die Selbstreflexion oder das Gespräch mit einem guten Freund schon helfen; für komplexere Situationen, v. a. wenn es um Veränderung von Stressoren am Arbeitsplatz geht, bietet sich ein Coaching-Gespräch an.

Grundsätzlich werden drei verschiedene Ebenen der Stressbewältigung unterschieden, nämlich die instrumentelle, kognitive und die regenerativ/palliative.

Bei der Rückkehr an den alten Arbeitsplatz nach einem Burnout bzw. einer Depression ist es aber auch wichtig, die Faktoren genauer in den Blick zu nehmen, die auf der Ebene der Corporate Philosophy (Unternehmensphilosophie) unguten Stress kreieren können. Deshalb sollen die o. a. Ebenen um diese Dimension erweitert werden.

Die aufgeführten Möglichkeiten der Stressbewältigung stellen eine kleine Auswahl dar. Weiterführende Hinweise findet man in der angegebenen Literatur.

8.2.3.1 Kognitive Stressbewältigung

Die Arbeit mit den «geheimen Programmen und Gegenprogrammen» und der Aufbau alternativer Handlungsstrategien (s. Abschn. 5.1), z. B. Programm «Ich genüge nicht» – Gegenprogramm «Ich beweise es Euch durch starke Leistungsorientierung», sind eine wertvolle Hilfe zur Stressbewältigung.

Ebenso wichtig kann es aber auch sein, die Einstellungen zum Alltag zu verändern: z. B. den Blick auf das Wesentliche zu werfen, anstatt sich zu verzetteln, das Positive, Erfreuliche sehen (halb volles Glas Wasser), NEIN sagen lernen usw.

8.2.3.2 Kognitive Stressbewältigung in der Corporate Philosophy der Organisation

Bei dieser Art von Stressbewältigung geht es um den Stress, der von der Organisation ausgelöst wird. Hier kann es eine große Hilfe sein, im Team oder in der Führung der Organisation sich mit folgenden Aspekten der Corporate Philosophy auseinanderzusetzen und die entsprechenden Alternativen zu kreieren:

- Reflexion der Werte, Normen, des Weltbildes und der Ansprüche: Hier können z. B. Sätze wie «Wir geben alles für…» oder «Wir sind die beste Organisation/der beste Betrieb…» daraufhin überprüft werden, inwieweit diese innere Haltung unguten Stress und übergroße Belastungssituationen fördert.

Diese Reflexion und die entsprechenden Veränderungen können kaum von einem «einfachen» Mitarbeiter bewirkt werden. Es ist wohl aber möglich, in einem Team, einer Organisationseinheit oder sogar für die Gesamtorganisation Anstoß zur Diskussion und Veränderung zu geben.

8.2.3.3 Instrumentelle Stressbewältigung

Hier steht vor allem der Erwerb von Kompetenzen für den Arbeitnehmenden und die Verringerung von Belastungen am Arbeitsplatz im Zentrum. Beispiele dafür sind in Tab. 8.1 zu finden.

Tab. 8.1 Instrumentelle Stressbewältigung

Selbstmanagement – Arbeitsorganisation	• Zeitplanung mit Prioritäten, Pausen • Delegieren • Erholung in Freizeit
Sozialkommunikative Kompetenzen entwickeln	• Nein sagen • Konflikte lösen • Grenzen setzen • «Ohne mich»
Fachliche Kompetenzen erweitern	• Fortbildung • Kollegialer Austausch
Belastungen am Arbeitsplatz verringern	• Aufgabenverteilung • Organisations- bzw. Teamentwicklung • Rollenklärung

Tab. 8.2 Beispiele regenerativer Stressbewältigung

1. Progressive Muskelentspannung (PMR)
2. Meditationstechniken, z. B. Yoga, MBSR, Zen-Meditation, Tai Chi
3. Autogenes Training, Körperreisen, Imaginationsübungen
4. Sonstiges:
 – Körperliche Aktivitäten
 – Bewusste Lebensführung: Ernährung, Alkohol, Nikotin, Drogen…
 – Meditatives Laufen/Walken
 – Ausdauersport, Wandern
 – Erholung durch „Nichtstun"

8.2.3.4 Regenerative Stressbewältigung

Die regenerative Stressbewältigung (Tab. 8.2) dient einerseits der Regeneration nach einer anstrengenden Zeit, andererseits aber auch der persönlichen Gesundheitsprävention («Verhaltensprävention»). Die hier aufgeführten Beispiele stellen nur eine kleine Auswahl der Möglichkeiten dar.

9

«Einen Schritt zurücktreten»: Welchen Sinn hat/hatte meine Erkrankung?

9.1 Die Sinnfrage als Anfrage an das Bisherige

Ein Burnout oder eine Depression ist für (fast) alle Menschen ein großer Einschnitt in ihr Leben und ihren Alltag. Vieles, was man bisher gelebt und gepflegt hat, wird infrage gestellt, z. B. der große Arbeitseinsatz oder das pausenlose Engagement für die Firma als CEO oder Abteilungsleiter. Verletzungen und Kränkungen tauchen auf und wollen behandelt werden.

In solchen Situationen ist es natürlich kein Wunder, dass auch die «Sinnfrage» auftaucht.

- «Was macht jetzt – nach diesem gravierenden Einschnitt in meinem Leben – Sinn?»
- «Was will mir diese Erkrankung sagen?»

Das sind Fragen, die immer wieder auf Menschen «zukommen» und nach einer «Bearbeitung» verlangen.

Die Sinnfrage ist nicht ganz einfach anzugehen. Trotzdem helfen ein paar grundsätzliche Überlegungen, die auch in praktische Hilfen münden können (Schmid 2013).

Blickt man ein paar Jahrzehnte zurück, war die «Sinnfrage» meist eingebettet in religiöse Zusammenhänge, in Traditionen und Konventionen. Man hatte sozusagen ein festes Geländer, an dem man sich im Leben halten konnte. So war für viele der sonntägliche Kirchgang selbstverständlich, das familiäre Miteinander in der Großfamilie gab Halt und das Zusammensein im Quartier oder im Verein mit den zahlreichen Festen verlieh dem Alltag ein festes Gepräge. Man musste sich keine großen Gedanken machen, ob das jetzt «Sinn macht», sondern dies war etwas Selbstverständliches. Das familiäre oder religiöse Miteinander kreierte Beziehungen, die den Menschen eine innere Beheimatung und Erfüllung ermöglichten. Dabei soll allerdings nicht verschwiegen werden, dass Menschen auch an diesen oftmals einengenden Verhältnissen gescheitert sind, unter Unfreiheiten litten und das Gegenteil von Sinn erfuhren. Trotzdem: Einen Rahmen für sein Leben musste man nicht selbst bauen, sondern fand ihn vor und konnte sich darin bewegen oder ggf. «ausbrechen».

Diese Zeiten sind heute vorbei, weil nicht nur die religiöse Beheimatung, sondern auch die Beziehungen sich verändert haben. Jesus, Gott oder Kirche als «Sinngeber» sagen Menschen immer weniger, die berufliche Mobilität hat familiäre Bindungen zum Teil aufgelöst oder macht sie zumindest schwieriger.

In diesen Verlusten wird auch deutlich, was mit «Sinn» überhaupt gemeint ist. Die familiären oder religiösen Beziehungen kreierten unter den Menschen einen Zusammenhang und -halt. Sinn scheint also etwas zu sein, das mit intensiven Beziehungen zu tun hat und am stärksten in der Liebe erfahren wird.

Dem Leben Sinn zu geben bedeutet also, in Beziehungen zu leben, weil in diesen Beziehungen der Mensch Energien verspürt, die ihn stärken und bisweilen auch über sich selbst hinausführen (transzendieren), z. B. beim Betrachten der Milchstraße im nächtlichen Sternenhimmel.

Menschen in einem Burnout oder einer Depression erfahren diese Beziehungen oftmals nicht mehr als stärkend, sondern als einengend, zerbrochen oder zerstörerisch, sodass die Krise Fragen auslöst:

- «Wozu bin ich da?»
- «Wozu lebe und arbeite ich?»
- «Was ist der Sinn dieser Zeit, in der ich lebe?»

Die Chance, die in diesem Unterbruch des Bisherigen sich auftut, kann darin liegen, dass ich eine Distanz zu mir selbst und dem was hinter mir liegt aufbaue und nach meinen körperlichen, seelischen und geistigen Bedürfnissen, Gefühlen und Überlegungen Ausschau halte. Damit wird also vorausgesetzt, dass sowohl auf der körperlichen, der seelischen als auch der geistigen Ebene Sinnerfahrungen möglich sind.

Gleichzeitig soll an dieser Stelle darauf aufmerksam gemacht werden, dass es auch Momente und Zeiten gibt, die von Menschen als «leer», «sinnlos», «zusammenhanglos» erfahren werden. Es ist kaum so, dass ein Mensch nur immer Erfahrungen von Sinn macht. Hier können v. a. auch Biographien großer Persönlichkeiten aus Religion und Geschichte eine Hilfe sein. Es gibt Phasen des Zweifels, «der Nacht», des «Nicht-Wissens», die nicht einfach per Knopfdruck ausgeschaltet werden können. Es gilt sie zu akzeptieren, vielleicht auch im Wissen darum, dass sie nicht ewig sind, sondern dass sie vorübergehen und sich (oft ganz plötzlich) eine neue Perspektive, ein neuer Sinnhorizont ergibt.

Möglichkeiten, neue Sinnhorizonte zu entdecken, können die folgenden Ausführungen bieten (Abb. 9.1).

9.1.1 Sinnerfahrung durch die Sinne

Viele Betroffene erzählen, dass sie während ihres Burnouts oder ihrer Depression wie in einem Tunnel lebten. Ringsherum war alles Leben grau und schwarz.

So ist es nicht verwunderlich, dass viele während ihres Klinikaufenthaltes beim Wandern in der Natur, beim Hören auf das Plätschern eines Baches oder beim Schmecken einer süßen Waldfrucht bereichernde Erfahrungen machen. Sie fühlen eine starke Verbundenheit mit dem, was sie tun und erfahren eine tiefe innere Erfüllung.

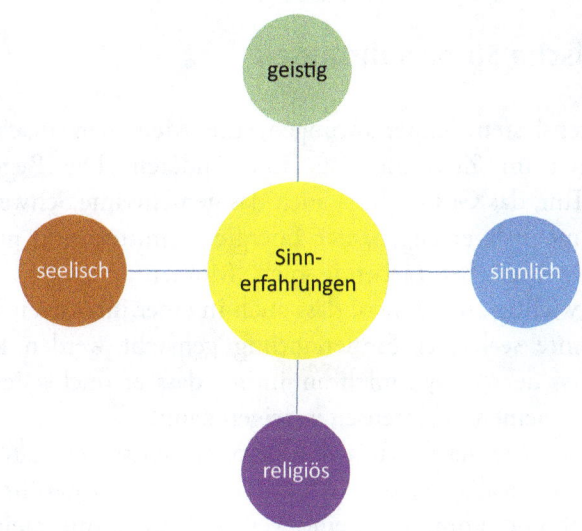

Abb. 9.1 Dimensionen von Sinnerfahrungen

Diese Glücksmomente sind nicht auf den Klinikaufenthalt beschränkt, sondern können jederzeit gemacht werden. Das Wort «Sinne» enthält «Sinn» und so ist es nicht verwunderlich, dass wir mit unseren Sinnen Beziehungen kreieren können, die uns einen Sinn vermitteln.

Dazu einige Beispiele:

- *Sehen:* Ich gehe hinaus in die Natur und schaue mir ganz genau die Landschaft, die vor mir ist, an. Ich nehme sie förmlich «in mich auf». Dann schließe ich die Augen und stelle mir vor meinem inneren Auge diese Landschaft noch einmal vor. Ich schaue mir Details an, z. B. eine Bergkette, einen Fluss oder ein Dorf, das vor mir liegt.
- *Hören:* Ich nehme mir bewusst Zeit, ein Musikstück intensiv zu hören, vielleicht gewisse Passagen wiederholt zu hören. Es kann auch eine Hilfe sein, ein klassisches Stück, das von Orchestern mit verschiedenen Dirigenten gespielt wird, nacheinander zu hören und das Stück auszuwählen, das mich am stärksten berührt.
- *Riechen:* Ich gehe in einen Garten oder in die Natur und rieche bewusst für längere Zeit an einer Blume und nehme den Duft in mich auf.
- *Schmecken:* Ich suche mir zum Frühstück ein Nahrungsmittel aus, das ich sonst eher schnell und oberflächlich esse, und genieße es ganz bewusst in «Zeitlupe».
- *Tasten:* Ich taste bewusst an einer alten Tür, am Ast eines Baumes oder auch mein eigenes Gesicht oder meinen Körper ab.

9.1.2 Seelische Sinnerfahrungen

Eine der intensivsten Sinnerfahrungen, die Menschen machen können, sind diejenigen im Zusammensein mit Anderen. Die Begegnung, das gemeinsame Tun, das Gespräch, ja auch das gemeinsame Schweigen können einen Zusammenhalt erzeugen, der Energie vermittelt und gut tut. Ganz besonders intensiv erleben Liebende solche Momente.

Es ist aber wichtig zu betonen, dass auch in einer intensiven Freundschaft solche Momente seelischer Sinnerfahrung gemacht werden können: Die Erfahrung, dass der Andere mich annimmt, dass er mich «sieht», dass ich mich auch mit meinen Schattenseiten zeigen kann.

Zwischen zwei Menschen kann eine Resonanz entstehen: Ein Reiz kommt auf mich zu, ich realisiere, dass ich davon besonders berührt werde. Ich reagiere darauf und komme in eine Verbundenheit mit meinem Gegenüber, mit mir selbst, vielleicht auch mit etwas, das mich übersteigt, mit Transzendenz. Ich mache intensiv(st)e seelische Sinnerfahrungen.

In der Realität zeigt sich, dass Menschen, die in ein Burnout oder eine Depression geraten sind, sehr oft den Kontakt zu Mitmenschen reduziert oder abgebrochen haben. Sie haben sich «in ihr Schneckenhaus» zurückgezogen oder vor lauter Arbeit keine Energie mehr gehabt für freundschaftliche Aktivitäten.

Es hilft, sich im Rückkehrprozess Fragen zu stellen, wie z. B.:

- Was hat mich in früheren Zeiten in eine tiefe Verbundenheit mit Menschen geführt?
- Welche Beziehungen habe ich in der Vergangenheit vernachlässigt, obwohl sie mir gut getan hätten?
- Welche Art von Begegnung bringt mich in eine gute Resonanz? Ein Gespräch mit Freunden, ein stilles Zusammensein, z. B. in einer Meditation oder das gemeinsame Tun, z. B. im Zubereiten eines „Festessens"?
- Was schenkt mir tiefe Erfüllung und Zufriedenheit?

9.1.3 Geistige Sinnerfahrungen

Wir Menschen wollen nicht nur im Körper oder in der Seele Sinn erfahren, sondern auch auf der geistigen Ebene, d. h. Zusammenhänge erkennen und damit eine Verbundenheit erfahren.

Wie in Abschn. 5.1 ausgeführt und in Abb. 5.2 verdeutlicht, gibt es einerseits (negative) Grunderfahrungen, die zu «geheimen Programmen» und «Gegenprogrammen» führen, gleichzeitig sind auf dieser Ebene auch unsere tiefen Grundüberzeugungen anzutreffen. Es sind kulturelle, gesellschaftliche, religiöse oder wirtschaftliche Grundannahmen über die Welt und wie wir unser Leben darin gestalten können.

Eine Krisenerfahrung kann der Auslöser sein, auch auf der geistigen Ebene – mithilfe von Büchern, im Austausch mit guten Freunden oder in der Stille – bisherige Grundüberzeugungen zu hinterfragen, z. B.:

- Was ist die tiefere Motivation für mein Leben? Was «bewegt» (movere) mich, was erfüllt mich mit Freude und Energie?
- Welches Bild von «Leben» habe ich? Ist «Leben» für mich das Fahren auf der «Überholspur» – Hauptsache ich bin schnell an irgendeinem Ziel?

- Welche Lebensziele sind mir wichtig? Welche Zwecke und Werte möchte ich mit meinen Lebenszielen erreichen?
- Wofür will ich da sein, welche Aufgabe erfüllt mich mit großer Zufriedenheit, welche Pflicht – auch wenn sie Anstrengungen kostet – will ich erfüllen? Für welche Idee will ich mich (mehr) einsetzen?

9.1.4 Religiöse Sinnerfahrungen

In früheren Zeiten haben Menschen in unserem Kulturkreis durch ihre Religion Halt und einen «inneren Zusammenhang» für ihr Leben gefunden. Der religiöse Jahreskreis mit Advent, Weihnachten, Fastenzeit, Ostern, Christi Himmelfahrt oder Pfingsten gab ihnen eine innere Orientierung und bot ihnen Rituale an, durch die sie eine Verwurzelung ihres Lebens in Gott oder Jesus erfuhren.

Bisweilen kam (und kommt) es in solchen Ritualen zu außergewöhnlichen Erfahrungen: Menschen wurden durch ein Lied, eine Geste oder ein Wort tief berührt, bisweilen ekstatisch «hinausgeführt» (ekstasein = griechisch: aus sich heraustreten) in etwas, das sie auch als eine Erfahrung mit dem Göttlichen beschreiben, weil sie intensive Momente der Zeitlosigkeit, der «Alleinheit» oder eines tiefen inneren Wissens, das ihnen geschenkt wurde, gemacht haben.

Solche Erfahrungen können nicht einfach «gemacht werden». Sie sind – religiös gesprochen – Erfahrungen von Gnade, dem Menschen geschenkt und nicht beliebig «auf Knopfdruck» reproduzierbar. Der Mensch kann sich allerdings auf solche Momente vorbereiten, sodass «die Gnade des Göttlichen» wirken kann. Damit wird Religion auch zu einer «Ressource», die dem Menschen helfen kann, weiter zu genesen und in seinem Alltag Tritt zu fassen.

Hier eine kleine Auswahl von Möglichkeiten:

- Es gibt Pilgerwege (nicht nur den «Jakobsweg»), die in kürzeren oder längeren Etappen begangen werden können und bisweilen in Kapellen oder Kirchen Bilder oder Inschriften «bereithalten», die als Inspiration für den weiteren Lebensweg dienen können.
- Es gibt an vielen Orten alte Kapellen oder Bildstöcke, die als «Kraftorte» gelten. Unabhängig von einer physiologischen Wirkung kann man sich an einem solchen Ort hinsetzen und sich fragen: Was gibt mir Kraft für mein weiteres Leben?
- Unterbrechungen im Alltag schaffen: Die regelmäßige Praxis der Meditation, des Gebets oder der Stille kann eine tiefe Sinnerfahrung

auslösen. Der nächste Schritt im Leben wird einem «angezeigt», die Antwort auf eine Frage wird einem «geschenkt» – kurzum, die Erfahrung von Sinn, Zusammenhang und Energie taucht auf.
- Alle religiöse Traditionen haben schriftliche Texte und Zeugnisse, die als Quelle der Inspiration, der Besinnung oder Neuorientierung dienen können.

9.1.5 «Sinn des Lebens» oder «Sinn im Leben»?

Viele Menschen verbinden mit der «Sinnfrage» die Vorstellung, dass es den großen, einmaligen «Sinn des Lebens» gibt, den man nur erkennen und dann leben muss. In der Vergangenheit wurde diese Vorstellung vornehmlich durch die Religionen geprägt. So wurde (und wird) z. B. im Christentum die Trias «Selbstliebe, Nächstenliebe und Gottesliebe» als der große Sinnhorizont beschrieben. Im Islam ist es die Hingabe an den Willen Allahs, die es zu praktizieren gilt (Abb. 9.2).

Viktor Frankl, Begründer der Logotherapie und Existenzanalyse bringt eine interessante neue Perspektive in die Sinnfrage ein. Er plädiert dafür, nicht primär nach dem «Sinn des Lebens» zu suchen, sondern nach dem «Sinn im Leben». Er bezieht sich damit in seinen Ausführungen auf ganz konkrete Situationen, denen der Mensch begegnet, sodass Frankl die «Weisheit» formuliert. «Sinn kann nicht gegeben, sondern muss gefunden werden» (Frankl 2007, S. 19).

Frankl kam zu dieser Einsicht u. a. durch seine schmerzlichen Erfahrungen während der Nazi-Zeit im Konzentrationslager. Die Demütigungen, der Hunger oder das Verschwinden von Mitgefangenen

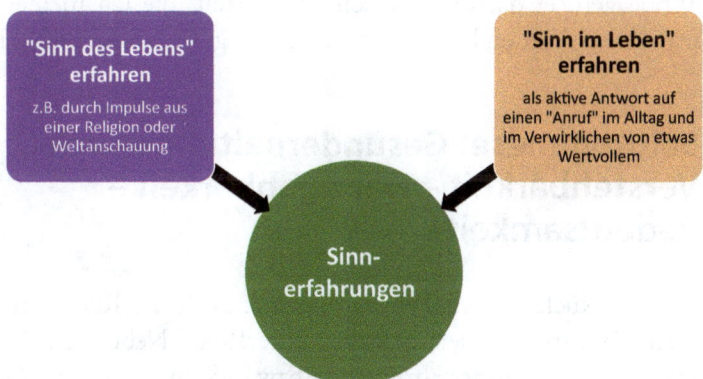

Abb. 9.2 Sinn des Lebens – Sinn im Leben

in den sicheren Tod ergaben für ihn keinen Sinn. Wohl aber führten sie ihn dazu, dass er sich fragte, ob in dieser Situation eine Aufforderung, ein «Anruf» auf ihn zukommt, den er hören und aufnehmen soll. So fand er immer wieder die Kraft, auch in ausweglosen Situationen Mitgefangene, die verzweifelt waren, zu trösten und ihnen Mut und Hoffnung zuzusprechen.

Frankl geht es dabei nicht um irgendeinen blinden Aktionismus, sondern darum, Situationen daraufhin «abzutasten», welche Werte sich als Antwort auf einen «Anruf» zeigen. In der Verwirklichung dieser Werte erfährt nach Frankl der Mensch Sinn.

Unter Werten versteht Frankl keine moralischen Vorgaben oder Tugenden, sondern persönliche, als bedeutsam erlebte Lebensmöglichkeiten, die Motivation stiften. Sie werden nicht vom Menschen «produziert», vielmehr findet der Mensch sie in der Welt als Möglichkeit vor. Wenn er dann einen Wert verwirklicht, entsteht eine Sinnerfahrung.

So können Werte schöpferischen Charakter (z. B. ein Hobby, eine [Berufs-]Tätigkeit) oder Erlebnischarakter (z. B. Musik, Natur) haben, aber auch in einer Haltung zum Ausdruck kommen, die der Mensch gegenüber unabänderlichen Gegebenheiten einnimmt (z. B. Zuversicht trotz Leid zu stiften, Verantwortung für eine Schuld zu übernehmen). Auf diesem Weg gelangt der Mensch zur Erfahrung seiner Lebenserfüllung und Ganzheit.

Sinn im Leben erfahren heißt also nach Frankl, immer wieder zu klären, welche Wertmöglichkeiten eine bestimmte Lebenssituation enthält: Hat sie für mich eine Bedeutung und will ich sie leben, um dadurch zu meiner persönlichen Erfüllung zu finden? Es ist verständlich, dass dies auch bedeuten kann, radikal zu hinterfragen, ob dieser Ort, an dem ich mich befinde, der für mich richtige Ort ist, ob diese Aufgabe, die ich tue, die für mich richtige Aufgabe ist.

Im Grunde geht es darum, dass ich der Gestalt, die ich meinem Leben gebe, innerlich zustimmen kann. Dann ist es ein gutes, sinnerfülltes Leben.

9.2 Salutogenese: Gesunderhaltung durch Verstehbarkeit – Handhabbarkeit – Bedeutsamkeit

Im Prozess der «Rückkehr ins Leben» und v. a. auch der Rückkehr an den/ einen Arbeitsplatz spielen viele Faktoren eine Rolle. Neben den bisherigen Ausführungen über «Sinnerfahrungen» bzw. «Sinn im Leben/Sinn des

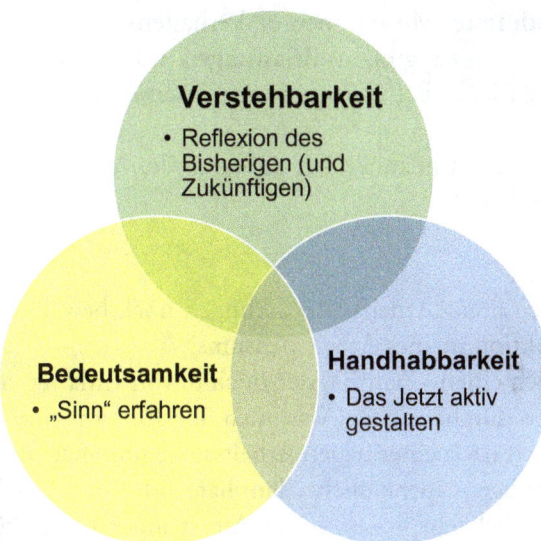

Abb. 9.3 Salutogenese durch Erleben des Kohärenzgefühls

Lebens», lohnt es sich auch, die Überlegungen zur «Salutogenese» (übersetzt «Heilwerdung») zu berücksichtigen und als Ressource zu nutzen.

Der amerikanisch-israelische Medizinsoziologe Aaron Antonovsky (Antonovsky 1997) untersuchte in seinen Forschungen die Ressourcen, auf die Menschen in herausfordernden Situationen zurückgreifen können und die ihnen helfen, ihre Gesundheit zu erhalten bzw. zurückzugewinnen.

Er betonte, dass es ganz wichtig ist, dass Menschen ein «Kohärenzgefühl» für ihr Leben (und ihre Arbeit) entwickeln. Dieser zunächst vielleicht abstrakte Ausdruck wird verständlich, wenn man die drei Komponenten «Verstehbarkeit», «Handhabbarkeit» und «Bedeutsamkeit» genauer anschaut, die laut Antonovsky zum Kohärenzgefühl beitragen (Abb. 9.3).

Diese drei Komponenten lassen sich als «Raster» mit entsprechenden Impulsen und Fragen auf zahlreiche Lebenssituationen anwenden. In Bezug auf den Rückkehrprozess lohnt es sich, diese drei als Kompass zu benutzen und sich mit folgenden Fragen zu konfrontieren:

Verstehbarkeit
- Kann ich das, was in der Vergangenheit zu einem Burnout/einer Depression geführt hat, verstehen? Weiß ich um heikle Situationen am Arbeitsplatz, die schnell zu einer Überforderung führen?

- Gibt es bestimmte Muster meines Verhaltens, die immer wieder auftauchen und die zu großen Belastungen führen, z. B. dass ich nicht «NEIN» sagen kann bei Anfragen um Unterstützung meines Chefs oder von Kollegen?
- Weiß ich, was ich tun muss, um (ungesunde) Muster (vgl. Abschn. 6.1) zu «durchbrechen»?

Handhabbarkeit
- Kann ich die «alten» Arbeitsanforderungen noch bewältigen oder braucht es eine Reduktion meines Arbeitspensums?
- Habe ich auch einen «Plan B», der mich davon entlastet, auf Gedeih und Verderb etwas durchzuziehen, was mich überfordern wird?
- Sollte ich mich nach einer neuen Arbeitsstelle umschauen?
- Habe ich genügend persönliche, familiäre oder betriebliche Ressourcen, die mich im Rückkehrprozess an die Arbeit unterstützen können? Welche Unterstützung ist besonders wichtig für mich?

Bedeutsamkeit
- Erfahre ich in meiner Tätigkeit sinnliche, seelische oder geistige Sinnerfahrungen, die mir Energie geben?
- Sind meine Arbeitsbedingungen so beschaffen, dass ich sinnvolle Aufgaben übernehmen und damit Wertvolles tun kann?
- Vermittelt mir besonders auch mein Vorgesetzter «Sinndimensionen», die in der Corporate Identity des Unternehmens oder der Organisation wichtig sind?
- Hat die Arbeit, die ich tue, einen Wert? Stiftet sie einen Nutzen für Menschen, die Natur oder die Gesellschaft?
- Werde ich durch meine Arbeit herausgefordert, bin ich motiviert, erlebe ich Freude in dem, was ich mache, und macht es mich zufrieden?

9.3 Leben in der Arbeit

Die in vielen Büchern und Zeitschriften propagierte «Work-Life-Balance» ist auch ein Grund, warum sich Menschen in zusätzlichen, schädlichen Stress (Disstress) begeben. Schaut man sich diese Wortkombination und die damit verbundenen Zusammenhänge an, fällt auf, dass oft ein Gegensatz aufgebaut wird zwischen der Arbeit und dem sonstigen Leben, so als ob das wirkliche Leben einzig im Bereich außerhalb der Arbeit stattfindet.

Dies hat zur Folge, dass viele Menschen auch mit einem fragwürdigen Mindset zur Arbeit gehen: Arbeit kann kaum etwas zu meinem Glück und Sinnerfüllung beitragen. Daraus folgt, dass viele auch gar nicht auf die Idee kommen, in ihrer Arbeit «Sinnelemente» zu suchen. Für sie kommen Glückserfahrungen nur jenseits der Arbeit, im «eigentlichen Leben», vor, was sowohl eine Überforderung für die Arbeits- als auch die freie Zeit bedeutet.

Diese Idealisierung der Zeit jenseits der Berufsverpflichtung ist trügerisch, weil damit ausgeblendet wird, dass auch die Zeit zuhause in der Familie oder allein mit sich selbst sehr anspruchsvoll sein kann: nervige Kinder, kranke Eltern, finanzielle Sorge u. Ä. können sehr belastend sein.

Es ist als innere Grundhaltung wichtig, auch in der Arbeit immer wieder nach Sinnerfahrungen Ausschau zu halten, um damit zu erreichen, dass «wirkliches Leben» auch in der Arbeitszeit stattfindet, die mehr ist als ein notwendiges Übel zum Gelderwerb.

9.4 Grundhaltungen und «die Stille»

Alle drei bisher vorgestellten Grundhaltungen (Abb. 9.4) können eine Hilfe sein, «neue Lebensmöglichkeiten» in vielfältiger Art und Weise zu entdecken.

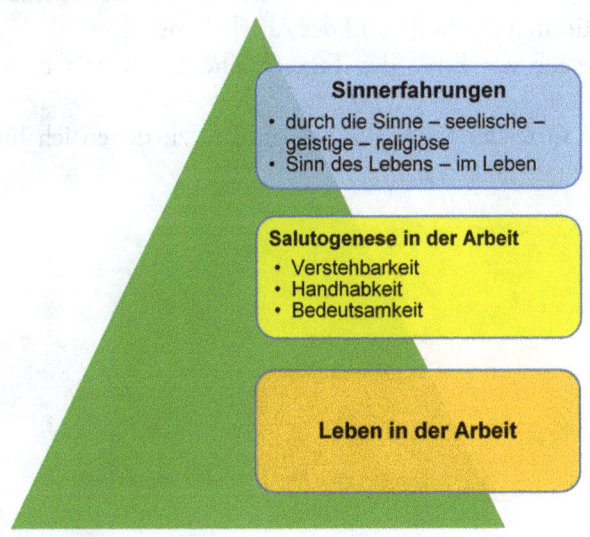

Abb. 9.4 Wichtige Grundhaltungen in der Einstellung zur Arbeit und zu Sinnfragen des Lebens

Darüber hinaus machen viele Menschen während ihres Aufenthalts in einer (Reha-)Klinik die Erfahrung, dass auch die «stille persönliche Zeit» sehr wertvoll sein kann. Diese ist deshalb so wertvoll und wichtig, weil die vielfältigen Erfahrungen (Austausch mit «Leidensgenossen», die ein ähnliches Schicksal teilen, Psychotherapien, Arztbesuche, körperliche Aktivitäten…) «verarbeitet» werden müssen.

Es scheint, dass die Stille als wertvolle Ressource von immer mehr Menschen entdeckt wird: Warum sonst haben die Pilgerwege, z. B. nach Santiago de Compostela, oder «Auszeiten im Kloster» einen solchen Zulauf?

Meiner Meinung nach macht diese Zunahme auch deutlich, dass die Gestaltung des Lebens nicht nur aus der Arbeit und Freizeit mit (sinnvollen) Aktivitäten wie Sport, Yoga oder Wandern besteht, sondern dass in unserer doch sehr reizüberfluteten Zeit auch die Stille und die persönliche Beschäftigung/Auseinandersetzung mit sich selbst unbedingt dazugehören.

Die folgenden Impulse können eine Anregung sein:

- Nehme ich mir Zeit für Stille?
- Lasse ich z. B. in der Meditation ein Bild entstehen und gestalte es mit Papier und Farben?
- Gehe ich ganz bewusst einen Wanderweg «mit allen Sinnen»: konzentriert und achtsamen Schrittes?
- Beginne ich eine Reflexion über wichtige Bereiche meines Lebens mit einigen Minuten der Stille und des Abschaltens?
- Reflektiere ich am Ende des Tages meine guten und herausfordernden Erlebnisse?
- Kenne ich Orte der Stille, die mir guttun, zu denen ich hingehen kann und neue Kraft tanken kann?

Teil IV

Tools Für Das Selbst-Coaching

Neben den grundlegenden Impulsen zur Veränderung und zur Rückkehr in den Alltag hat der Autor in vielen Reha-Coachings die Rückmeldung von Klienten erhalten, dass einfach anwendbare Tools für sie als sehr wertvoll erlebt wurden.

Deshalb soll hier eine Auswahl grundlegender Tools vorgestellt werden. Sie sind zum grossen Teil im Selbst-Coaching anwendbar. Unterstützend kann in manchen Situationen eine vertraute Person sein. Der Aufbau der Übungen orientiert sich an den Dimensionen «Situation», «Ziele der Übung», «Anwendung» inkl. Varianten und weiteren «Tipps».

Die Tools sind z. T. im «Du-Stil» formuliert. Dies ermöglicht es z. B. Ihnen als Klient, den Text auf ein digitales Medium aufzunehmen und sich diesen dann vorspielen zu lassen.

10

Motivation und Struktur für den Alltag

10.1 Wochenplan für Körper, Seele, Geist

Situation

Menschen, die nach einem Klinikaufenthalt nach Hause zurückkehren, finden sich oftmals in einer «neuen Welt» wieder. Die bisherige, von vielen als sehr wohltuend und «nährend» erlebte klinische Umgebung mit vielen Kontakten zu «Leidensgenossen», ist nicht mehr da.

Zudem kann wiederum die direkte Konfrontation mit familiären oder ehelichen Problemen sich als eine zusätzliche Belastung erweisen, weil ungelöste Fragen und Herausforderungen vorhanden sind.

Da die meisten Personen nach Ende des Klinikaufenthalts noch für ca. 2 Wochen zu 100 % arbeitsunfähig geschrieben sind und auch bei manchen danach die Arbeitsfähigkeit nur teilweise gegeben ist, ist es wichtig, sich eine neue Struktur für den Alltag zu erarbeiten.

Ziele
- Den Übergang von der Klinik in den Arbeits- und Familienalltag durch eine gute Strukturierung bewusst gestalten.
- Gewonnene Erfahrungen und Ressourcen (Sport und Bewegung, Übungen und Tools zu Achtsamkeit, Entspannung …) im Alltag fest verankern.
- Routinen aufbauen, die auch bei voller Aufnahme der Arbeitstätigkeit wieder (zumindest teilweise) gepflegt werden können.

Anwendung
Ein Wochenplan ist grundsätzlich ein für alle anwendbares Arbeitsinstrument. Dafür kann eine Vorlage analoger oder digitaler Art verwendet werden. Entscheidend sind letztendlich die Anwendung und die Bestimmung der Bereiche, die für die individuelle weitere Genesung wichtig sind.

Eine Vorlage findet sich im Anhang (17) des Buches.

Folgende Bereiche bzw. Termine können relevant sein:

- Termine außerhalb der eigenen Wohnung
    - (Haus-)Arzt, Spezialarzt
    - Physiotherapie, medizinische Massage bzw. körperorientierte Therapien (z. B. Shiatsu…)
    - Psychotherapie und/oder Reha-Coaching
    - Besuch eines Fitnesscenters

- Kontakte und Gespräche:
    - Care-Management, Krankenkasse
    - Invaliditätsversicherung
    - Andere soziale Institutionen
    - Arbeitgeber

- Bewegung und Sport bzw. Übungen aus dem Klinikaufenthalt, z. B.
    - Yoga
    - Progressive Muskelrelaxation PMR
    - Atemübungen
    - Entspannungsübungen
    - Nordic Walking, Wandern
    - Joggen
    - …

- „Stille Zeiten"
    - Zum Innehalten und Reflektieren: „Liebende Aufmerksamkeit"
    - Tagebuchnotizen anfertigen
    - Inspirierende(s) Buch/Bücher lesen

》Tipp
Es ist sehr hilfreich, diese Planung auch bei einer Aufnahme der Arbeitstätigkeit weiterzuführen.

Bei einem Arbeitspensum von 100 % sollte der Fokus auf den wichtigsten Ressourcen liegen, die man zur Verfügung hat, um sich von der Arbeit zu regenerieren.

10.2 Ein motivierendes Zukunftsbild „erschaffen"

Situation
Am Ende des Klinikaufenthalts befinden sich viele Patienten oftmals in einer sehr veränderten Situation: Vieles, das bisher ihren Alltag sowie Lebens- und Arbeitsrhythmus bestimmt hat, trägt nicht mehr; es waren ja gerade die «alten» Faktoren, die ihre Erkrankung ausgelöst haben.

Es braucht also ein neues Verhalten, das nach dem Klinikaufenthalt im Alltag verankert werden muss.

Eine große Hilfe, um dies zu erreichen, sind motivierende Zukunftsbilder oder -wörter. Sie stellen in kompakter Form einen positiven Zukunftshorizont dar und sind sehr wirksam, weil wir Menschen aufgrund unserer neuronalen Plastizität des Gehirns neue Verhaltensweisen so einüben können, dass sie zu einem adäquateren Verhalten führen können (Storch und Krause 2014, S. 33–83).

Ziele
- Ein Zukunftsbild oder -wort aus dem Unbewussten entstehen lassen, das im Genesungsprozess ein Begleiter mit einem positiven Impuls ist.
- Das Bild oder Wort in einem kreativen Prozess (malend, gestaltend) sichtbar machen.
- Das Bild oder Wort (und das daraus entstandene «Werk») durch ein Foto sichtbar und verfügbar machen.

Anwendung
Die folgende Übung besteht (wie viele andere Übungen) aus zwei Teilen: In der «Zentrierungsübung» (vgl. Abschn. 13.1) stimmt man Körper, Seele und Geist auf die dann folgende «eigentliche Anwendung» ein.

Bitte setz dich bequem auf einem Stuhl aufrecht hin, die Füße stehen auf dem Boden und die Beine mit einem Winkel von 90 Grad zwischen Ober- und Unterschenkel. Die Arme kannst du auf den Oberschenkeln ruhen lassen.

Atme ein paarmal tief ein und aus und gehe dann mit deiner Aufmerksamkeit zu deinem Bauch und beobachte, wie sich der Bauch bei der Atmung hebt und senkt.

Im Folgenden geht es nur darum, die entsprechenden Körperteile wahrzunehmen. Du musst nichts bewegen, sondern geh mit deiner Aufmerksamkeit zu dem Körperteil, der gerade angesprochen wird. Wenn du in einem Körperteil eine Verspannung spürst, kannst du deinen Atem ein paarmal bewusst langsam dorthin lenken. Dies lockert und entspannt.

Geh zunächst mit deiner Aufmerksamkeit zu deinen Füßen und nimm den Kontakt der Füße zum Boden wahr. Diesen kannst du auch durch die Schuhe spüren. Gehe dann weiter zu deinen Unterschenkeln, den Knien und den beiden Oberschenkeln. Lass dir Zeit zum Wahrnehmen.

Nimm anschließend mit deinem Becken- und Hüftbereich den Kontakt zum Stuhl und der Sitzfläche wahr. Wandere weiter mit deiner Aufmerksamkeit zu deinem Rücken und der Wirbelsäule und nimm dann auf der Vorderseite deines Körpers deinen Bauch- und Brustraum wahr, der sich durch den Atem hebt und senkt.

Gehe weiter mit deiner Aufmerksamkeit zu deinen Schultern und nimm diese wahr und von dort aus zu den Oberarmen, zum Ellenbogen, Unterarm, den Händen, bis hin zu den Fingern. Lass dir Zeit, den ganzen Arm bis hin zu den Fingern wahrzunehmen.

Schenke wiederum deinen Schultern die Aufmerksamkeit und gehe dann weiter zu deinem Hals und zum Kopf. Nimm die Kopfhaut und (evtl. deine Haare) wahr, dann die Stirn, die Nase, den Mund, das Kinn und zum Schluss die Ohren.

Nimm zum Schluss nochmals deinen Körper im Ganzen wahr – von den Füßen bis zum Kopf und beobachte auch deinen Atem, wie er kommt und geht.

Stell dir jetzt mit Hilfe deiner Fantasie vor, dass du in einem Kino sitzt. Du sitzt dort bequem in einem Sessel, vor dir ist ein großer, jetzt noch geschlossener Vorhang und dahinter die Leinwand, auf der gleich ein Bild oder Wort oder Symbol auftaucht, das für dich ein positives Zukunftsbild darstellt und dich in deinem Genesungsprozess unterstützen kann.

Langsam öffnet sich der Vorhang und dieses Bild, Wort oder Symbol erscheint auf der Leinwand. Vielleicht braucht es eine kleine Weile, bis es erscheint; vielleicht macht es zunächst auch noch keinen Sinn. Vertraue auf die Kraft des Unbewussten und lass es einfach entstehen.

Wenn du dieses Bild, Wort oder Symbol «geschenkt bekamst», schau dir es eine Weile an und nimm die Form oder die Farben wahr. Spüre auch nach, welche Gefühle dieses Bild, Wort oder Symbol bei dir auslöst.

10 Motivation und Struktur für den Alltag

Verabschiede dich nach einer Weile wieder von diesem Bild, Wort oder Symbol. Langsam verblasst es auf der Leinwand, der Vorhang schließt sich, du siehst dich wieder im Kino sitzen und kommst langsam mit deiner Aufmerksamkeit in den Raum zurück, öffnest die Augen und bist wieder «da».

Dieses Bild, Wort oder Symbol ist ein «Geschenk Ihres Unbewussten» und zeigt (vielleicht auch mit einiger Überraschung), welche Qualitäten in der jetzigen Lebensphase wichtig sind.

Variante:
Sie können vorgängig zur Übung auch (mit einem Freund/Coach) schauen, welches Thema für Ihren zukünftigen Lebensweg wichtig ist. Formulieren Sie das Thema positiv, z. B. «Ich will mit mehr Gelassenheit meinen Berufsalltag meistern», und lassen Sie dann in der Übung ein Bild oder Symbol entstehen, das diese Gelassenheit im Berufsalltag gut zum Ausdruck bringt.

Weitere Arbeit mit dem Bild, Wort oder Symbol
Sie können nun das Bild, Wort oder Symbol mit einem «Mantra» verbinden. Ideal ist es, wenn zunächst eine andere Person (Kollege, Freund) seine Gedanken und Einfälle zu dem Bild formuliert und aufschreibt. Weisen Sie ihn darauf hin, dass Ihnen dieses Bild… für Ihren Genesungsprozess geschenkt wurde.

Nachdem dieser Ihnen seine Einfälle zum Bild gegeben hat, können Sie auch Ihre eigenen Ideen notieren. Anschließend kreisen Sie die Begriffe ein, die positive Gefühle auslösen und die für Sie eine starke Anziehungskraft besitzen, d. h. auf einer Skala von 0 (niedrig) bis 10 mindestens eine 7,5 aufweisen.

Formen Sie aus diesen eingekreisten Begriffen Ihr Mantra, das Sie mit dem Bild in Ihrem Heilungsprozess unterstützt. Wichtig ist dabei die positive Formulierung in Ich-Form, im Präsens und als Haltung (d. h. nicht als konkretes Verhalten), sowie eine Verbindung mit dem Bild.

> **Beispiel**
> Haben Sie z. B. in der o. a. Übung einen hellgelb gefleckten Jaguar als Symbol erhalten und sind die Wörter «Selbstbewusstsein», «Beweglichkeit» und «Zielgerichtetheit» wichtige Begriffe, können Sie z. B. folgendes Mantra kreieren.
> *Ich arbeite in meinem Büro wie ein Jaguar: zielgerichtet, selbstbewusst und gleichzeitig beweglich.*

Sie können dieses Mantra auch noch weiter durch einen körperlichen Ausdruck verfestigen. Dazu können Sie z. B. vor Arbeitsbeginn in einer Statue (d. h. unbeweglich) eine körperliche Position einnehmen, die dem Jaguarbild und seinen Qualitäten entspricht, oder Sie können in einer kurzen Pantomime (d. h. beweglich) «den Jaguar imitieren».

Falls beide Vorgehensweisen Ihnen zu «peinlich» sind und Gelächter oder Unverständnis Ihrer Arbeitskollegen auslösen könnten, können Sie z. B. auch vor Arbeitsbeginn sich einen kurzen Moment in Ihrem Bürostuhl gerade hinsetzen, das Foto innerlich visualisieren oder auf Ihrem Schreibtisch anschauen und ein paarmal das Mantra aufsagen. Dies ist übrigens auch nach Pausenzeiten und dem Wiederbeginn mit der Arbeit möglich, z. B. nach einer Kaffeepause oder der Mittagspause.

> **» Tipp**
> Nehmen Sie sich Zeit, um das Bild, Wort oder Symbol mit Farbstiften auf (mind.) einem A4-Blatt zu gestalten. Scannen Sie das Bild dann ein oder fotografieren Sie es ab und stellen das Foto an möglichst vielen Orten in Ihrer Wohnung auf, z. B. neben dem Nachttisch, auf dem Schreibtisch im Büro, am Rande des Badzimmerspiegels usw.
> Das Foto wirkt dann als «Priming-Instrument»: Durch das wiederholte Anschauen wird in Ihrem Unbewussten die Qualität gespeichert und gelernt, die auf dem Foto abgebildet ist, z. B. Konzentration, Entspannung, Gelassenheit usw. So geschieht «im Vorübergehen» eine weitere Stärkung der Qualität(en), die in der jetzigen Lebensphase für Sie wichtig ist.

10.3 «Meine Schritte in die Zukunft»

Situation
Viele sind am Ende des Reha-Aufenthalts oftmals voller «Tatendrang» und wollen möglichst viel und v. a. in sehr kurzer Zeit in ihrem Leben verändern.

Dies führt leider dazu, dass sie sich bei diesen Veränderungsbestrebungen übernehmen und schon in kurzer Zeit wieder gestresst, ausgelaugt und vielfach auch über sich selbst verärgert und desillusioniert sind.

Deshalb ist es wichtig, das «große Ziel», das nach dem Klinikaufenthalt formuliert und in ein motivierendes Zukunftsbild gekleidet wurde, in möglichst handhabbare einzelne Schritte aufzuteilen (Abb. 10.1).

Ziele
- Das motivierende Zukunftsbild in einen Gesamtprozess einbringen.
- Etappen planen, die von der jetzigen Situation, bzw. von der ursprünglichen Erkrankung mit ihren Gründen, hin zum Zukunftsbild und den damit verbundenen Veränderungen führen.

Anwendung
- Suchen Sie einen Raum, in dem Sie Platz genug haben, um ein ca. 4–5 m langes Seil als gerade Linie auszulegen.
- Legen Sie Ihr motivierendes Zukunftsbild/oder das entsprechende Foto an das eine Ende des Seils.
- Stellen Sie sich jetzt an den Seilanfang, zentrieren Sie sich, indem Sie sich möglichst aufrecht hinstellen, die Augen schließen und mit Ihrer Wahrnehmung in einem «Blitzlicht» Ihren Körper spüren: von den Füßen über die Beine, den Rumpf, die Arme bis hin zum Hals und Kopf.
- Nehmen Sie sich dann einen Augenblick Zeit, Ihre Anfangssituation, d. h. die Zeit der Erkrankung, noch einmal kurz Revue passieren zu lassen. Beschreiben Sie diese Zeit und Ihr Verhalten damals mit ein paar Stichworten, z. B. Erschöpfung, Hamsterrad, Verzweiflung. (Möglichkeit: Eine vertraute Person schreibt die Stichworte mit und legt sie anschließend an den Seilanfang.)

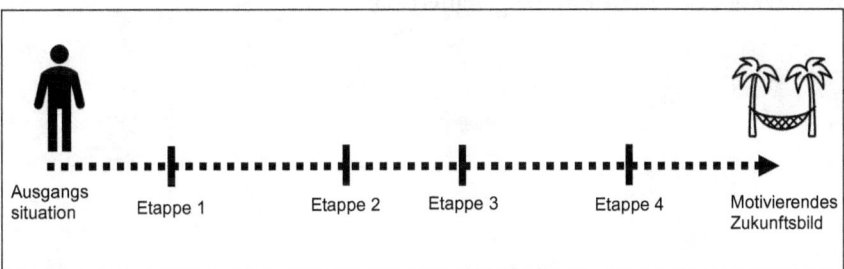

Abb. 10.1 Etappen zum motivierenden Zukunftsbild

- Gehen Sie dann einen Schritt auf dem Seil vorwärts, vergegenwärtigen Sie Ihr motivierendes Zukunftsbild und lassen die Ideen und Einfälle aufsteigen, was Sie in der nächsten Zeit, d. h. in den nächsten 4–6 Wochen, Ihrem Zukunftsbild näherbringen kann. Nehmen Sie dabei ganz bewusst die Arbeitszeit, aber auch die Freizeit in den Blick. (Auch hier schreibt die vertraute Person deine Ideen auf.)
- Gehen Sie in gleicher Weise so noch jeweils ca. 2 Schritte, um weitere Etappen – und was darin ihr Auftrag ist -zu erspüren und in Worte zu fassen. Die Etappen sollten insgesamt von Seilanfang bis -ende nicht mehr als ein Jahr umfassen.
- Wenn Sie die dritte oder vierte Etappe erreicht haben, treten Sie vom Seil weg und nehmen Sie eine Außenposition wahr: Schauen Sie die einzelnen Etappen an, spüren Sie nach, was die einzelnen Schritte in Ihnen auslösen und bereiten Sie sich dann innerlich darauf vor, wie Sie den ersten Schritt in die Tat umsetzen können.

》Tipp
Die weitere Arbeit mit den einzelnen Zukunftsschritten hängt ganz stark davon ab, welche Impulse bei Ihnen aufgetaucht sind. Grundsätzlich kommen datür alle Übungen aus diesem Buch infrage.

Die einzelnen Zukunftsschritte können Sie vertiefend auch mit (Symbol-) Bildern oder «Kraftwörtern» ergänzen. Sehr wirksam ist es auch, die Zukunftsschritte mit den einzelnen Etappen zu fotografieren und sich immer wieder zu vergegenwärtigen, wo man jetzt aktuell steht und wie weit man sich der nächsten Etappe genähert hat.

11

Veränderungen am Arbeitsplatz anstreben

Immer wieder begegnet mir in der Coaching-Tätigkeit, dass auch Führungskräfte in einer höheren Kaderposition wichtige Haltungen und Kompetenzen im Bereich des Selbstmanagements nicht praktizieren. Viele wissen um die Wichtigkeit und auch um die Notwendigkeit, diese Tools an ihrem Arbeitsplatz einzusetzen – gleichzeitig aber wenden sie diese nicht, teilweise oder nur selten an, weil sie sich oftmals von der Fülle von Aufgaben und Terminen «überfluten» lassen. Dabei helfen gerade ein paar wenige, dafür aber sehr effiziente Tools, die Arbeitszeit so zu gestalten, dass sowohl effizient als auch effektiv gearbeitet werden kann.

Gerade Menschen, die aus einem Burnout oder einer Depression wieder an den Arbeitsplatz zurückkehren, stehen in Gefahr, wieder in alte Muster zurückzufallen. Deshalb ist ein großes Augenmerk darauf zu richten, wie die Arbeitszeit organisiert und strukturiert werden kann.

Die folgenden Ausführungen verstehen sich als kurze Impulse und Hilfen. Sie wollen nicht die dahinterstehende Fachliteratur ersetzen, sondern liefern – aus der Praxis und für die Praxis – einige wichtige Grundlagen.

11.1 «Zeitmanagement für Einsteiger»

Die folgenden Anregungen beziehen sich auf das **betriebliche Zeitmanagement**. Darüber hinausgehende Faktoren (z. B. Berücksichtigung privater Termine, sportliche Trainings…) stehen bewusst am Rande, um einen einfachen Einstieg zu ermöglichen. Sie können jedoch jederzeit ergänzt und hinzugefügt werden; dies ist besonders in Zeiten der verminderten

Arbeitsfähigkeit, in der z. B. noch Psychotherapietermine oder Shiatsubehandlungen anstehen, wichtig.

Folgende Vorgehensweise hat sich bei der Einführung des persönlichen Zeitmanagements im Betrieb bewährt. Die Frage, ob das Zeitmanagement mit digitalen Tools oder analog «mit Papier und Bleistift» ausgeführt wird, ist eine persönliche «Geschmacksfrage». Entscheidend ist nicht das «wie», sondern dass eine Anwendung dieses Tools erfolgt.

11.1.1 Erstellen einer To-do-Liste mit Aktivitäten/ Aufgaben

Ein grundlegendes Tool ist das Erstellen und «Pflegen» einer To-do-Liste. Hier werden alle Aktivitäten mit der entsprechenden Priorität, einem Fertigstellungstermin und einem evtl. Vermerk auf weitere Personen, die in die Arbeit involviert sind, eingetragen. Das „Ok" hat hierbei eine psychologische Wirkung, dass nämlich Erledigtes „abgehakt" werden kann.

Diese To-do-Liste ist dann Grundlage für die Tages-, Wochen- und Monatsplanung.

Eine nicht ganz einfache Aufgabe stellt sich vielen in der Prioritätensetzung: Es wird (oftmals in der Hektik des Alltagsgeschäfts) alles als wichtig oder dringend angesehen. Dies führt dazu, dass auch bei den darauf aufbauenden Planungen grundlegende Fehler gemacht werden, und schon hier ein effektives Zeitmanagement scheitert.

Die Unterteilung in A-, B- und C-Prioritäten hat sich bewährt:

- **A-Aufgaben** sind *dringend* und *sehr wichtig*. Eine Verschiebung hätte negative Konsequenzen. Es ist auch *keine Delegation möglich,* sondern erfordert Sie als Ausführenden.
- **B-Aufgaben** sind einigermaßen wichtig, aber zeitlich nicht dringend. Hier ist eine Delegation möglich, oder die Aufgaben können auf einen (späteren) Termin festgelegt werden.
- **C-Aufgaben** sind nicht wichtig oder nicht dringend. Es sind oftmals Routine- oder administrative Aufgaben. Sie können entweder delegiert oder auf einen bestimmten Termin festgelegt werden. Sie eignen sich auch als «Entspannungsmoment» oder um den Schreibtisch aufzuräumen.

Die Aktivitätenliste wird periodisch (am besten täglich) überprüft: Konnte eine Aufgabe nicht erledigt werden, sollte sie neu terminiert werden.

Beispielhaft könnte eine To-do-Liste (Abb. 11.1) so aussehen:

Datum	Priorität	Aktivität: Was?	Bis wann?	Beteiligte	Ok

Abb. 11.1 To-do-Liste

11.1.2 Konkrete Zeit- und Maßnahmenplanung

In der Anwendung der To-do-Liste für die konkrete Tages- oder Wochenplanung hat sich die ALPEN-Methode sehr bewährt. Sie greift einerseits auf das schon Notierte in der To-do-Liste zurück, ergänzt dies aber mit wichtigen weiteren Aspekten.

Konkret sieht das so aus:

A   Aktivitäten und Aufgaben festhalten
L   Länge, d. h. die vermutlich benötigte Zeit notieren
P   Pufferzeiten reservieren
E   Entscheidungen über Prioritäten (noch einmal) reflektieren und ggf. neu treffen
N   Nachkontrolle: Unerledigtes sollte auf den nächsten Arbeitstag übertragen werden

Darüber hinaus haben sich folgende Vorgehensweisen sehr bewährt:

- Die großen „Brocken", d. h. A- und B-Aktivitäten sollten zunächst untergebracht werden. Danach können die C-Aktivitäten bearbeitet bzw. delegiert werden.
- Es ist hilfreich, Zeit für kurze Besprechungen, Anfragen, Telefonate, E-Mails… einzuplanen.
- Detailaufgaben können gebündelt werden und in einem «Loch» des Zeitplans ausgeführt werden.
- Auch E-Mails und Telefonate können nach dem ABC-Prinzip eingeteilt und erledigt werden.
- Der Tagesplan für den nächsten Tag sollte am Ende des aktuellen Arbeitstages gemacht werden.

- Wichtige private Termine (Arztbesuch…), die in die Arbeitszeit fallen, sollten auch erfasst werden.
- Ein günstiger Zeitpunkt für die Planerstellung zur nächsten Woche ist der Freitagnachmittag. Damit wird erreicht, dass Gedanken an Aktivitäten in der kommenden Woche nicht mit ins Wochenende genommen werden. «Der Kopf wird frei».
- Der Monats-, Vierteljahres- oder Jahresplan sollte immer in festgelegten Zeitabschnitten gemacht werden.

Eine größere Schwierigkeit in Rückmeldungen von Betroffenen stellen immer wieder die sog. Pufferzeiten dar. Viele Bücher zum Zeitmanagement empfehlen, 60 % der Arbeitszeit fest zu verplanen und 40 % für Unvorhergesehenes freizuhalten. In der Beratung empfehle ich, damit flexibel umzugehen. Wichtig ist es, Zeit für Unvorhergesehenes im Bewusstsein zu haben. Je nach Umstand kann es in einer Woche 10 %, in der anderen 40 % sein. Hier sollte man sich nicht zum Sklaven eines Prinzips machen.

11.2 Hilfen in der Arbeitsorganisation

Die folgenden Anregungen stehen im engen Zusammenhang mit dem Zeitmanagement, stellen aber darüber hinaus auch zusätzliche, zum Teil einfach umzusetzende und wirkungsvolle Hilfen dar.

- In Ausführungen zur Arbeitsorganisation taucht immer wieder der nach dem Italiener Vilfredo Pareto benannte Pareto-Effekt (oder auch 80–20-Regel genannt) auf. Er besagt, dass 80 % der Ergebnisse mit 20 % aufgewendeter Zeit erreicht werden können. Umgekehrt benötigen die restlichen 20 %, die das Ergebnis noch optimieren können, 80 % zusätzlichen zeitlichen Aufwand. Dieser Effekt ist v. a. auch für Menschen relevant, die den Antreiber «Perfektionismus» in sich haben. Er kann ihnen vor Augen führen, dass man wirkungsvoll auch mit diesem Antreiber arbeiten kann, wenn man sich darauf ausrichtet, was das Minimumziel, ein gutes «Mittelziel» und das 100 %-Ziel bei einer Aktivität ist.
- Eine weitere Hilfe ist es, feste Sprechzeiten zu schaffen, in denen man kontaktiert werden kann. Es ist (v. a. in Großraumbüros) nicht unbedingt

von Vorteil, immer und zu jeder Zeit erreichbar bzw. ansprechbar zu sein. Hier kann z. B. ein Reiter («Bitte nicht stören» oder «Sprechzeit von… bis … Uhr») hilfreich sein.
- Eine Erleichterung kann es sein, in störungsarmen Zeiten A-Aufgaben zu erledigen. Manche praktizieren dies am frühen Morgen oder nach der Mittagspause, wenn die Gefahr einer Störung gering ist. Generell empfiehlt es sich (besonders in Großraumbüros), für anspruchsvolle Aufgaben einen ruhigen Ort aufzusuchen und eine «Sperrzeit» (kein Telefon, kein Kontakt) zu signalisieren (z. B. im digitalen Terminkalender).
- Besonders der Umgang mit E-Mails ist für viele eine große Herausforderung. Je nach Unternehmenskultur und -praxis werden E-Mails inflationär und ohne Unterscheidung in «Adressat» und «c/c – zur Kenntnis» verschickt. Sollte dies in Ihrem Unternehmen der Fall sein, könnte eine kurze Weiterbildung zum Umgang mit E-Mails aufgegleist werden. Grundsätzlich sollten auch E-Mails nach der A-, B-, C-Priorität behandelt werden. Dabei taucht auch hier oftmals die Erkenntnis auf, dass sich manche Antwort auf ein E-Mail erledigt, weil die Angelegenheit schon hinfällig geworden ist.
- In diesem Zusammenhang taucht in der Beratungspraxis häufig auf, dass viele ihren E-Mail-Account ständig geöffnet haben. Man kann sich leicht vorstellen, dass die «Bling-Töne» als Verführer auftauchen: Die Arbeit wird unterbrochen und es wird zunächst der Inhalt der E-Mail-Nachricht gelesen. Diese Unterbrechung und die darauffolgende erneut nötige Konzentration auf die aktuelle Arbeit ist eine zusätzliche Ressourcenverschwendung. Deshalb ist es sehr hilfreich, sowohl den E-Mail-Account als auch das Telefon in den Zeiten, in denen man konzentriert an etwas arbeiten will, zu schließen bzw. «stumm zu schalten».
- Nicht zuletzt ist die Kenntnis der eigenen Leistungskurve ein wertvoller Hinweis über günstige Arbeitszeiten. Die einen sind «Lerchen», d. h. Menschen, die schon früh wach und leistungsfähig sind, andere eher «Eulen», d. h. am Abend oder sogar in der Nacht produktiv. Auf jeden Fall sind regelmäßige Pausen (nicht nur) bei «Geistesarbeitern» wichtig. Analog zu «Lernen und Pausen» ist es hilfreich, nach 30 min konzentrierter Arbeit mindestens 5 min Pause einzulegen. Eine bewegte Pause (Knie- oder Rumpfbeugen… ausführen) und eine Pause für die Augen (z. B. in die «Weite» schauen…) sind ebenfalls sehr zu empfehlen.

11.3 Psychohygiene und Rituale am Arbeitsplatz

Sehr wertvoll und eine große Ressource können Einstellungen sein, mit denen ich an meinen Arbeitsplatz gehe und mich auch wieder von ihm verabschiede. In der Tagesplanung macht es einen Unterschied, ob ich bewusst auch etwas einplane, das

- mir viel Freude bereitet,
- mich meinen persönlichen Zielen näherbringt
- oder auch als Ausgleich zu einer vorhergehenden anstrengenden Phase dient.

Diese bewusste Steuerung der Arbeitsinhalte ist zwar nicht immer möglich, sollte aber so oft wie möglich fester Bestandteil der Selbstführung sein.

In ähnlicher Weise können auch Rituale am Arbeitsplatz eine besondere Kraft entfalten. Beispielhaft seien hier einige genannt:

- Den Tag mit einer kurzen «Zentrierungsübung» (sich aufrecht hinstellen, den Atem in den Bauch fließen lassen, die einzelnen Körperteile spüren) beginnen.
- Den Arbeitstag bewusst abschließen: Die Planung für den nächsten Tag vornehmen, den Computer runterfahren…
- Einen «Tagesrückblick» machen, d. h. vor Verlassen des Arbeitsplatzes den Tag noch einmal durchgehen und sich daran erfreuen, was gelungen ist. Das Schwierige bewusst nicht verdrängen, sondern sich davon distanzieren, indem man es z. B. «abschüttelt».
- Die freie Zeit am Abend/am Wochenende in den Blick nehmen. Sich bewusst darauf einstimmen, anstatt diese «geschehen zu lassen».

> **Selbstmanagement im Überblick**
> 1. Führen Sie im Zeitmanagement eine „To-do-Liste" und teilen Sie Ihre Aufgaben nach Dringlichkeit und Wichtigkeit in A, B oder C ein.
> 2. Planen Sie Ihre Tagesaktivitäten nach der ALPEN-Methode: Aktivität – Länge – Pufferzeit – Entscheid über Priorität – Nachkontrolle.
> 3. Reflektieren Sie, wie Sie Ihre Arbeitszeit einsetzen: Erreichen Sie mit 20 % der Zeit (annähernd) 80 % der Arbeitsergebnisse oder wenden Sie eher 80 % auf, um die restlichen 20 % hinzuzufügen?

4. Planen Sie feste Sprechzeiten (als Führungskraft) ein.
5. Gehen Sie bewusst mit Telefon und E-Mail-Account um: Praktizieren Sie «Auszeiten», in denen Sie nicht erreichbar sind.
6. Praktizieren Sie aktive, bewegte Pausen: Entscheidend ist nicht die aufgewandte Zeit, sondern der Output. Hier können ein klarer Kopf und ein entspannter Körper sehr nützlich sein.
7. Praktizieren Sie feste Rituale an Ihrem Arbeitsplatz: am Morgen, im Tagesverlauf, bei Arbeitsende...

11.4 Erhebung personaler und organisationaler Belastungsfaktoren

Situation

Der sich im Anhang (16.1) befindliche Fragebogen liefert Ihnen umfangreiche Hinweise zu möglichen Belastungsfaktoren personaler und/oder organisationaler Art.

Damit können gezielt die Ursachen für ein Burnout/eine Depression angegangen werden. Dabei ist es wichtig, zu unterscheiden, was man selbst anpacken und verändern kann und wofür andere Personen (z. B. Chef, Mitarbeiter, Team, Ehepartner) nötig sind.

Ziele

- Personale und organisationale Ursachen als Grundlage für persönliche Veränderungen bzw. Veränderungen in der Organisation erheben.
- Eine Hierarchisierung der nötigen Veränderungen vornehmen: Was ist wichtig und dringend? (Tab. 11.1)
- Die nötigen Veränderungen daraufhin untersuchen, was man selbst beeinflussen kann, bzw. wobei man auf andere Personen angewiesen ist.
- Erste Ideen für mögliche Lösungen entwickeln.

Anwendung

- Nach Ausfüllen des Fragebogens (16.1) notieren Sie in das separate Arbeitsblatt (16.3) zunächst die Veränderungen zu den Abschnitten 1–5, die dringend und wichtig sind anzugehen.
- Als zweite Spalte können Sie auch diejenigen aufnehmen, die wichtig (aber nicht dringend) sind.

Tab. 11.1 Überblickstabelle zu notwendigen Veränderungen aus Arbeitsblatt 16.1 im Anhang

Notwendige Veränderungen	Dringend und wichtig	Wichtig
1. Fokus: Persönliche Befindlichkeit		
2. Fokus: Organisation		
a) Kultur		
b) Führung bzw. Steuerung		
c) Kommunikation		
d) Ordnung		
e) Funktionen/Verantwortung		
f) Prozesse (Abläufe und Verfahren)		
g) Technische und wirtschaftliche Ausstattung		
3. Fokus: Umgang mit Kunden – Klienten		
4. Fokus: Arbeitsbedingungen		
5. Fokus: Team – Gruppe		

Tab. 11.2 Hilfen zur Erarbeitung personaler und organisationaler Veränderungen

Thema	Notizen
Was ist das Problem/die Herausforderung?	
Welche Auswirkungen auf mich bzw. die Organisation hat das Problem?	
Welche Ursache(n) sind dafür verantwortlich?	
Wie könnten erste Lösungsideen aussehen?	
Welchen Gewinn haben Sie, wenn Sie eine der Lösungen umsetzen?	

- Dann überlegen Sie, welche Veränderungen Sie selbst – ohne die Unterstützung von anderen Personen – angehen können, bzw. in welchen Bereichen Sie auf eine externe Unterstützung angewiesen sind.
- Für die Erarbeitung sowohl der personalen als auch organisationalen Veränderungen ist es hilfreich, sich an folgendem Vorgehensschema (Tab. 11.2) zu orientieren und sich dazu Notizen zu machen.

» Tipp
Die personalen Belastungsfaktoren sind oftmals schon (zumindest in Teilen) Inhalt der (psycho-)therapeutischen Arbeit in der Reha-Klinik gewesen. Daher sind auch hier schon idealerweise Lösungsmöglichkeiten entwickelt worden. Trotzdem kann es auch vorkommen, dass bestimmte Faktoren erst im Nachhinein bewusst werden.

Deshalb ist es sinnvoll, auch den Teil 1 im Fragebogen zu bearbeiten.
Die Erhebung der Belastungsfaktoren ist ein wesentlicher und wichtiger Schritt im «Rückkehrprozess». Darum ist es sehr zu empfehlen, sich Unterstützung bei einem Coach zu holen bzw. zumindest die personalen Faktoren in der Psychotherapie aufzuarbeiten.

11.5 «Die Organisation im Blick»

Situation
Die vorherige Erhebung der Belastungsfaktoren führt oftmals zu einem differenzierteren Bild der Ist-Situation. Es ist allerdings wichtig zu betonen, dass dieses gewonnene Bild nicht die «Wahrheit» wiedergibt, sondern die Sicht des Coachees auf seine Organisation ist. Es kann sein, dass andere Mitarbeiter in der Organisation die Lage anders einschätzen. Daher ist es sehr ratsam, mit Handlungsanweisungen oder Empfehlungen sehr vorsichtig umzugehen. Sie können sehr schnell als eine Einmischung in das «Geschäft» missverstanden werden bzw. als Kompetenzüberschreitung des Mitarbeiters.

Gleichwohl können Überlegungen und Fragen, die aufgeworfen werden, ein hilfreiches Instrument sein, um die Situation am Arbeitsplatz für den Rückkehrer zu verändern.

Sehr erfreulich ist es, wenn Führungskräfte offen für Impulse des Rückkehrers sind, weil sie ihn als «Symptomträger» wahrnehmen, der auf Defizite in der Organisation aufmerksam macht, deren Veränderungen auch der Organisation als Ganzes zugute kommen.

Ziele
- Wichtige dysfunktionale Teile in einer Organisation erkennen
- Überlegungen zu möglichen Veränderungen machen

Anwendung
- Die Erhebung der personalen und organisationalen Belastungsfaktoren (vgl. Abschn. 11.4) ist eine erste wichtige Bestandsaufnahme für Veränderungen am Arbeitsplatz. Sie sollte lösungsorientierte

Möglichkeiten aufzeigen, was Ihnen selbst oder von Anderen verändert werden könnte.
- In der Beratungsarbeit tauchen immer wieder Themen auf, die mit einem solchen Fragebogen nur unzureichend erfasst werden können, die aber gleichzeitig wichtige Veränderungsmomente aufzeigen können. Dazu gehören z. B. folgende Fragen:
  - Ist die Position des Mitarbeiters in der Aufbauorganisation klar und eindeutig?
  - Ist die Aufbauorganisation zweckmäßig?
    Entstehen evtl. Spannungen dadurch, dass ein Mitarbeiter statt einer Führungskraft (Einliniensystem) mehrere Vorgesetzte (Mehrliniensystem) hat?
    Gibt es evtl. einen zu großen Stab (Stabliniensystem), der immer wieder für Konflikte sorgt, weil er z. B. seine beratende Funktion nicht beachtet?
    Führt die Einbindung des Mitarbeiters in eine funktionale Organisation (z. B. Einteilung in Forschung und Entwicklung – Beschaffung – Produktion – Vertrieb usw.) zu vielen Schnittstellen, die ein effizientes Arbeiten verhindern?
    Ist die divisionale Organisation (oftmals unterteilt nach Produkten, Kundengruppen oder Ländern) weiterhin angemessen oder führt diese zu einem zu starken Konkurrenzkampf zwischen den einzelnen Sparten, der nicht zielführend für das ganze Unternehmen ist?
    Ist die Matrixorganisation, die oft unklare Kompetenzen und unklare Leitungsverhältnisse beinhaltet, erfolgversprechend?
  - Sind die Aufgaben, Kompetenzen und Verantwortung (AKV) geklärt und werden diese auch eingehalten?
  - Haben «graue Eminenzen» oder «heimliche Chefs» einen negativen Einfluss?
  - Ist die Position in der Organisation mit den entsprechenden Funktionen und Aufgaben versehen. Sind diese evtl. sogar als quantifiziertes Funktionendiagramm, d. h. mit Angabe von Prozenten/Stunden für die jeweilige Funktion und die entsprechenden Aufgaben verbunden?
  - Sind die Kommunikationskanäle geklärt? In Zeiten von Covid-19 hat z. B. der Einsatz von Microsoft TEAMS mit der Chat-Funktion zu Doppelspurigkeiten mit dem üblichen Kommunikationsweg über Mails geführt.
  - Sind die Prozesse geklärt und zweckmäßig, oder braucht es hier wichtige Veränderungen?

11.6 Position – Funktion – Rolle(nklarheit)

Situation

Sowohl in der Fachliteratur als auch in der beruflichen Praxis wird mit den Begriffen Position, Funktion und Rolle sehr unterschiedlich umgegangen. Dies hat in nicht wenigen Fällen die Konsequenz, dass nicht nur bei Neuanstellungen, sondern v. a. auch in Krisensituationen an Mitarbeiter Erwartungen gestellt werden, die diese nicht erfüllen können oder nicht erfüllen wollen.

Dies zeigt sich z. B. bei einem Abteilungsleiter, der mit scharfem Verstand die Herausforderungen und die darauf aufbauenden Möglichkeiten in seinem Team analysiert, aber nicht gelernt hat, als Teamplayer mit dem ganzen Team zusammen die Verbesserungen anzugehen. Er beklagt sich darüber, dass keiner mitzieht, versäumt es aber, durch geeignete Schritte den Sinn von Veränderungen aufzuzeigen und seine Mitarbeiter auch dementsprechend zu motivieren.

Daher wird in diesem Kapitel zunächst eine Begriffsklärung vorgenommen.

11.6.1 Position

Die Position eines Mitarbeiters (Abb. 11.2) beschreibt den formalen Platz, den er im Organigramm einer Organisation einnimmt (*Wo* stehe ich?). Sei dies als Abteilungsleiter, Mitarbeiter, CEO o. Ä.

11.6.2 Funktion

Die Funktion beschreibt zusammen mit den darin auszuführenden Aufgaben die Inhalte (*Was* tue ich?), die mit einer Position verbunden sind. Sie werden in der Regel in der Stellenbeschreibung oder in einem Funktionendiagramm gegenseitig (d. h. Mitarbeiter – Organisation) abgesprochen und vereinbart. Es wird v. a. geregelt, welche Aufgaben man erfüllen soll, welche Kompetenzen man hat und wofür man zuständig und verantwortlich ist.

Wichtige Leitfragen dazu werden in einer Beschreibung der Aufgaben – Kompetenzen – Verantwortung (AKV) geklärt:

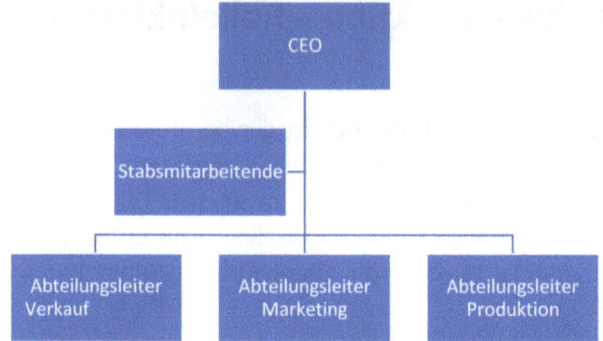

Abb. 11.2 Einfaches Organigramm mit möglichen Positionen

- Was sind meine **Aufgaben** in meiner Funktion?
- Was sind meine **Kompetenzen?** Wo sind Ausführung, Mitsprache, Entscheidung, Weisung, Kontrolle gefragt?
- Wofür trage ich **Verantwortung?** Bin ich (z. B. als Führungskraft) verantwortlich für die Teamleitung oder das Projekt xy?
- Wofür bin ich als Mitarbeiter in meinen Tätigkeiten verantwortlich?
- Was unterscheidet sich in meinem Verantwortungs- und Zuständigkeitsbereich von meinen Mitarbeiterinnen und Mitarbeitern, Kolleginnen und Kollegen.

11.6.3 Rolle

Mit der Rolle (Abb. 11.3) kommt eine «persönliche Note» in den Arbeitskontext, weil hier beschrieben bzw. reflektiert wird, *wie* ich meine Funktionen und Aufgaben ausführe.

Rollenverhalten zeigt sich in ganz bestimmten (bewussten oder unbewussten) Verhaltensmustern, die Menschen leben und die sehr vielfältig sein können. Diese sind nicht starr, sondern können sich auch je nach Situation verändern. Sie hängen eng mit der eigenen Geschichte und damit der eigenen Persönlichkeitsstruktur zusammen.

Typische Rollen, die immer wieder in Arbeitskontexten anzutreffen sind, sind z. B.

- Der «Macher», der gezielt auf ein Ergebnis hinarbeitet.
- Der «Visionär», der auf neue, innovative Produkte oder Märkte hinarbeitet.

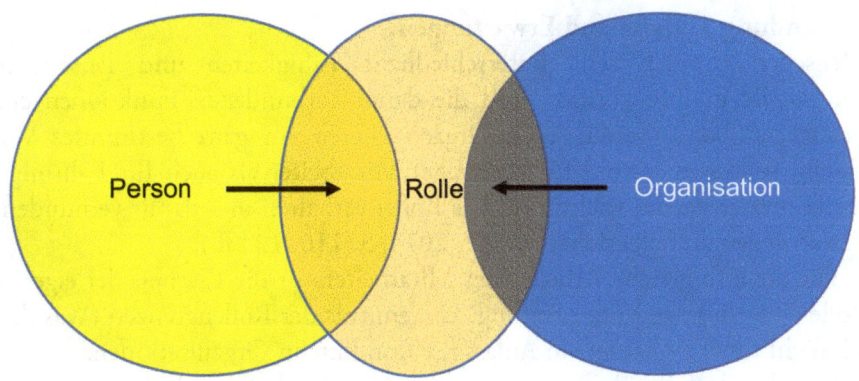

Abb. 11.3 Die Rolle zwischen Person und Organisation

- Der «Buchhalter», der möglichst vieles reglementieren will.
- Der «Analytiker», der alles bis ins Details untersuchen will.
- Der «Pedant», der auf einmal getroffenen Entscheidungen besteht, auch wenn diese nicht mehr angemessen sind.
- Der «Opponent», der getroffene Entscheidungen grundsätzlich hinterfragt.
- Der «Löwenbändiger», der ein sehr heterogenes Team zusammenhalten muss.
- Die «gute Fee», die sich besonders um kranke Mitarbeiter kümmert.
- Die «graue Eminenz», die z. B. als Patron von der Führungsposition zurückgetreten ist, aber immer noch einen großen Einfluss auf die Unternehmensführung hat.

Es lohnt sich, auch unabhängig von einer (neuen) Position oder Funktion das eigene Rollenverhalten von Zeit zu Zeit zu hinterfragen. Dazu können die folgenden Fragen Impulse sein:

- Was sind meine bevorzugten Rollen?
- Welche Rolle(n) mag ich nicht? Was sind die Gründe dafür?
- Wie flexibel bin ich im Wechsel von Rollen?
- In welcher Rolle/in welchen Rollen komme ich immer wieder in Schwierigkeiten oder Konflikte?
- Welche Rolle reizt mich, mehr auszufüllen?

Anwendung 1: Rolle und Erwartungen
Menschen bringen sehr unterschiedliche Fähigkeiten und Persönlichkeitsanteile in ihre Position und die damit verbundenen Funktionen ein. Demgegenüber erwarten auch Organisationen ein ganz bestimmtes Verhalten, sodass es sowohl für (künftige) Mitarbeiter als auch für Führungskräfte immer wieder wichtig ist, das Rollenverhalten und damit verbundene Erwartungen zu reflektieren (Seliger 2014, S. 116, 124 ff.).

Für die erfolgreiche Arbeit eines Mitarbeiters ist die Klarheit der eigenen Rolle eine wichtige Voraussetzung. Unkenntnis der Rollengrenzen (Was darf ich nicht tun?) ist häufig ein Anlass für Konflikte in Organisationen.

Gerade das Berühren von Tabus ist ein heikler Punkt in einer Organisation. Ist z. B. ein Mitarbeiter es gewohnt, auch gegenüber dem Vorgesetzten offen und konstruktiv Kritik zu äußern, führt dies in einer Unternehmenskultur, in der das ein Tabu ist, dazu, dass der Mitarbeiter sehr schnell aneckt.

Besonders im Bewerbungsgespräch und in der Probezeit ist es wichtig und sinnvoll, gegenseitig die Rollenerwartungen (Tab. 11.3) anzusprechen bzw. zu reflektieren. Dies kann z. B. mit der folgenden Gegenüberstellung geschehen, die die unterschiedlichen Ebenen in einer Organisation aus den Perspektiven des Mitarbeiters und unterschiedlicher Akteure aus der Organisation beleuchtet.

Tab. 11.3 Rollenerwartungen

Eigene Erwartungen	Organisation: Erwartungen an den Mitarbeiter
Fokus: Arbeit/Umgang mit Kunden/Patienten… • fachlich: • menschlich:	Fokus: Arbeit/Umgang mit Kunden/Patienten… • fachlich: • menschlich:
Fokus: Vorgesetzter/Abteilungsleiter • fachlich: • menschlich:	Fokus: Vorgesetzter/Abteilungsleiter • fachlich: • menschlich:
Fokus: Zusammenarbeit im Team • fachlich: • menschlich:	Fokus: Zusammenarbeit im Team • fachlich: • menschlich:
Fokus: Organisation • fachlich: • menschlich: • Was sehe ich nicht zu meiner Rolle gehörig? • Welche Spielräume bestehen?	Fokus: Organisation • fachlich: • menschlich: • Was gehört nicht zur Rolle des Mitarbeiters? • Was ist evtl. «verboten»?

Anwendung 2: Klärungen
Es ist lohnenswert, nach einem Bewerbungsgespräch bzw. vor Ende der Probezeit sich Rechenschaft darüber abzulegen, wo die eigenen Erwartungen und die Erwartungen der Organisation übereinstimmen bzw. auseinandergehen. Dies kann differenziert geschehen, z. B. durch die folgenden Fragen:

- Welche Erwartungen habe ich selbst an mich in dieser Stelle?
- Wer hat welche Erwartungen an mich? Welche Rollen ergeben sich daraus für mich?
- Wo stimmen meine Erwartungen und die Erwartungen der Organisation überein:
  - Im Umgang mit Kunden/Patienten
  - In Bezug zum Vorgesetzten
  - In der Zusammenarbeit im Team
  - Im Verhalten in der Organisation?
- Welche Rolle(n) ergeben sich daraus?
- Welche Rollenerwartungen sind mir unklar?
- Wo gibt es sich widersprechende Erwartungen in der Organisation an mich?
- Kann ich die Differenzen durch eine Rollenanpassung meinerseits verkleinern – was muss ich hinnehmen, klären, anpassen?

In einem Vorstellungs- bzw. Probezeitgespräch sind natürlich kaum die Rollenerwartungen aller Mitarbeiter abfragbar, mit denen man zusammenarbeitet. Es gibt durchaus unterschiedliche Rollenerwartungen, z. B. des Teamleiters und des Teams, der Konzernspitze und der Belegschaft, sodass die Rollenerklärung eigentlich eine permanente Aufgabe ist, weil sich bekanntlich in Organisationen immer wieder vieles verändert: Wechsel an der Führungsspitze, Wechsel in Teams oder Mitarbeit in neuen Projekten… bringen auch neue Rollenerwartungen mit sich.

11.7 Rückkehr an den Arbeitsplatz – Gespräch mit dem Vorgesetzten

Situation
Die Rückkehr in den Arbeitsalltag ist für viele Betroffene nicht ganz einfach. Verunsicherung ist bei fast allen zu spüren: Man war durch einen Klinikaufenthalt längere Zeit nicht mehr im Betrieb, man weiß nicht, was

die Kollegen über einen denken, man ist unsicher, wie sich die zukünftige Arbeitsbelastung entwickeln wird.

Daher ist es wichtig, möglichst frühzeitig, evtl. sogar noch vor dem ersten Arbeitstag, ein Gespräch mit dem direkten Vorgesetzten (idealerweise auch mit einer Person aus dem Personalmanagement) zu führen. Die Begleitung durch einen Coach oder Care-Manager, der auch gute Kenntnisse in Organisationsberatung hat, kann hier sehr hilfreich sein.

Ziele
- Austausch wichtiger Informationen zum Krankheitsverlauf
- Planung der Rückkehr in den Arbeitsprozess

Anwendung
- Es ist sehr hilfreich, genügend Zeit (ca. 1–1,5 h) für das Gespräch mit Ihrem Vorgesetzten einzuplanen. Kontaktieren Sie ihn dazu per Telefon oder E-Mail und vereinbaren Sie dieses Gespräch. Sie können ihn auch schon darüber informieren, was von Ihrer Seite her Gesprächsinhalte sind, z. B. aktuelle Situation im Krankheitsverlauf – Einschätzungen zur Arbeitsfähigkeit – Vereinbarung wichtiger Schritte zur Wiederaufnahme der Arbeitstätigkeit.
- Bereiten Sie sich (am besten schriftlich) auf das Gespräch vor. Was ist Ihnen wichtig, mitzuteilen? Beachten Sie dabei, dass es nicht darum geht, «tiefergehende und private Dinge» über Ihre Erkrankung Ihrem Chef mitzuteilen, sondern dass es hier um Ihre Arbeitsfähigkeit geht (s. Arbeitsblatt 16.5 im Anhang).
- Folgende Punkte haben sich in einem ersten Gespräch mit dem Vorgesetzten bewährt:
  – Die gesundheitliche Verfassung schildern: Erzählen Sie, wie es Ihnen jetzt (körperlich und seelisch) geht, was Ihnen während der Absenz geholfen hat, wieder «auf die Beine zu kommen»…
  – Berichten Sie, wie aus ärztlicher bzw. psychotherapeutischer Sicht die weitere Behandlung (auch während des Einstiegs in die Arbeitstätigkeit) aussieht. Hierbei geht es weniger um Inhalte der Behandlung, sondern darum zu signalisieren, dass Ihr Behandlungsprozess noch nicht abgeschlossen ist.
  – Bei vorhandenen organisationalen Auslösefaktoren für Ihr Burnout können Sie schildern, was aus Ihrer Sicht sehr belastende Faktoren waren.
  – Schildern Sie wichtige Empfehlungen, die Ihr Arzt oder Psychotherapeut Ihnen für die Rückkehr an den Arbeitsplatz gegeben hat.

- Bringen Sie Ihre Vorstellungen über den Prozess der Wiedereingliederung ein:
  (i) An welchem Datum kann Ihr Arbeitsbeginn sein?
  (ii) Mit welcher Arbeitsfähigkeit (z. B. 25 % oder 50 %) können Sie wieder beginnen?
  (iii) Welche Arbeiten sind in diesem Pensum möglich? Es geht also auch um eine Anpassung des Pflichtenheftes bzw. der Funktions- und Aufgabenbeschreibung.
  (iv) Stellen Sie Ihre Ideen vor, wie eine gute Wiedereingliederung bezüglich Arbeitsinhalt, Arbeitsumgebung und Arbeitsorganisation aussehen könnte, z. B. Wechsel vom Großraumbüro an einen ruhigeren Arbeitsplatz, Entlastung von anspruchsvoller Projektarbeit, regelmäßige «Standortgespräche» mit Ihrem Vorgesetzten usw.
  (v) Wie sieht voraussichtlich der weitere Verlauf Ihrer Arbeitsfähigkeit aus? So z. B. 50 % über 2 Monate, dann 75 % über 2 Monate und anschließend wieder 100 % Arbeitsfähigkeit.
  (vi) Wie soll die Reintegration ins Team oder die Arbeitsgruppe erfolgen? Was soll Ihr Vorgesetzter in die Information des Teams einbringen? So z. B. Infos über Auslösefaktoren, Behandlungsstationen, momentane Arbeitsfähigkeit und geplante weitere Schritte...
- Es ist sehr hilfreich, nach Wiederaufnahme der Arbeitstätigkeit regelmäßige Gespräche mit Ihrem Vorgesetzten zu vereinbaren, z. B. im Abstand von 2 Wochen. Dadurch können weitere Anpassungen vorgenommen und vereinbart werden.

12

Grundlegende Übungen

12.1 «Zentrierung»

Situation
Im hektischen Arbeitsalltag oder auch am Ende eines (erfüllten) Tages ist es gerade in der Rekonvaleszenz wichtig, immer wieder eine Standortbestimmung vorzunehmen. Das Lenken der Aufmerksamkeit auf den Körper hilft Ihnen, sich selbst zu spüren und wahrzunehmen.

Die nachfolgende Übung ist ein grundlegendes Tool, das in vielen Zusammenhängen angewandt werden kann, z. B. bei der «Liebenden Achtsamkeit» (Abschn. 12.2), der «Energiebilanz» (Abschn. 12.3) zur Vorbereitung auf eine Sitzung oder ein wichtiges Gespräch.

Ziele
- Bewusste Wahrnehmung des Körpers und damit einhergehende Zentrierung und «Sammlung der Gedanken»
- Entspannung von einer belastenden Situation oder zur Vorbereitung auf ein wichtiges Gespräch oder einen wichtigen Termin

Anwendung
Die Übung kann in unterschiedlicher Länge ausgeführt werden – von einer kurzen Zentrierung in 1 min bis hin zur längeren Zentrierung, die auch 10 min dauern kann.

Sie können sich diesen Text als Sprachnachricht aufsagen und dann in der entsprechenden Situation abspielen. Nach einigen Anwendungen können

Sie auf den gesprochenen Text verzichten, weil Sie den Ablauf memorieren können.

Bitte setz dich bequem auf einem Stuhl aufrecht hin, die Füße sind auf dem Boden und die Beine mit einem Winkel von 90 Grad zwischen Ober- und Unterschenkel. Die Arme kannst du auf den Oberschenkeln ruhen lassen.

Atme ein paarmal tief ein und aus und gehe dann mit deiner Aufmerksamkeit zu deinem Bauch und beobachte, wie sich der Bauch bei der Atmung hebt und senkt.

Im Folgenden geht es nur darum, die entsprechenden Körperteile wahrzunehmen. Du musst nichts bewegen, sondern geh mit deiner Aufmerksamkeit zu dem Körperteil, der gerade angesprochen wird. Wenn du in einem Körperteil eine Verspannung spürst, kannst du deinen Atem ein paarmal bewusst langsam dorthin lenken. Dies lockert und entspannt.

Geh zunächst mit deiner Aufmerksamkeit zu deinen Füßen und nimm den Kontakt der Füße zum Boden wahr. Diesen kannst du auch durch die Schuhe spüren. Gehe dann weiter zu deinen Unterschenkeln, den Knien und den beiden Oberschenkeln. Lass dir Zeit zum Wahrnehmen.

Nimm anschließend mit deinem Becken- und Hüftbereich den Kontakt zum Stuhl und der Sitzfläche wahr. Wandere weiter mit deiner Aufmerksamkeit zu deinem Rücken und der Wirbelsäule und nimm dann auf der Vorderseite deines Körpers deinen Bauch- und Brustraum wahr, der sich durch den Atem hebt und senkt.

Gehe weiter mit deiner Aufmerksamkeit zu deinen Schultern und nimm diese wahr und von dort aus zu den Oberarmen, zum Ellenbogen, Unterarm, den Händen, bis hin zu den Fingern. Lass dir Zeit, den ganzen Arm bis hin zu den Finger wahrzunehmen.

Schenke wiederum deinen Schultern die Aufmerksamkeit und gehe dann weiter zu deinem Hals und zum Kopf. Nimm die Kopfhaut und (evtl. deine Haare) wahr, dann die Stirn, die Nase, den Mund, das Kinn und zum Schluss die Ohren.

Nimm zum Schluss nochmals deinen Körper im Ganzen wahr – von den Füßen bis zum Kopf und beobachte auch deinen Atem, wie er kommt und geht.

12.2 «Liebende Achtsamkeit»

Situation

Der Klinikaufenthalt führt bei vielen Menschen zur Einsicht, dass «es so nicht mehr weitergehen kann». Die verschiedenen Therapien, die Gespräche mit anderen Patienten und die Zeit für sich entfalten ihre Wirkung und sorgen für eine Besserung der Situation.

Dabei ist es allerdings so, dass die Klinik ein nötiger «Schutzraum» ist, d. h. viele Herausforderungen des Alltags tauchen nicht auf.

Deshalb ist es umso wichtiger, ein «Handwerkszeug» zur Verfügung zu haben, das einem hilft, auch im Alltag nach Ende des Klinikaufenthalts für sich zu sorgen.

Die folgende kleine Übung stellt eine Möglichkeit dar. Sie kann entweder am Ende eines Tages oder auch etappenweise, z. B. am Mittag und am späten Nachmittag durchgeführt werden.

Ziele
- Im Tagesverlauf bewusste kurze «Auszeiten» einplanen, um den bisherigen Verlauf zu reflektieren.
- In der Reflexion mögliche Veränderungsschritte für den weiteren Tagesverlauf überlegen und planen.

Anwendung
- Setzen Sie sich dafür auf einem Stuhl aufrecht hin. Lassen Sie den Tag Revue passieren:
  - mit den Arbeiten, die Sie erledigt haben,
  - mit den Begegnungen,
  - mit den Herausforderungen und
  - auch mit den schönen Momenten.
- Blicken Sie dankbar auf das zurück, was Ihnen gelungen ist: am Arbeitsplatz, in Gesprächen mit Kollegen, in Meetings usw.
- Bleiben Sie nicht bei den schwierigen Momenten hängen, sondern überlegen Sie, welche Veränderungen Sie entweder in der 2. Tageshälfte oder am nächsten Tag angehen können. Machen Sie sich dazu am Ende eine kleine Notiz, die Sie mit in den weiteren Tagesverlauf nehmen können.
- Beenden Sie die Zeit der «liebenden Aufmerksamkeit» mit einem Moment der Stille.

》Tipp
Sie können diese einfache, aber wirkungsvolle Übung auch noch verfestigen, indem Sie ein «Tagebuch der liebenden Aufmerksamkeit» führen. Damit können Sie zurückblicken und Impulse aus vergangenen Situationen, die

zunächst herausfordernd waren, die sie dann aber auch bewältigt haben, gewinnen.
Das sich im Anhang befindliche Arbeitsblatt (16.4) kann Ihnen dazu eine Hilfe sein.

12.3 «Meine Energiebilanz»

Situation
Burnout und/oder Depressionen entstehen meist dadurch, dass die Belastungen am Arbeitsplatz größer sind als die zur Verfügung stehenden Ressourcen und Bewältigungsmöglichkeiten (Abb. 12.1).

Daher ist es wichtig, immer wieder zu schauen, in welcher Position sich die Waage gerade befindet und wie sie wieder (zumindest) ins Gleichgewicht gebracht werden könnte.

Ziele
- Die aktuelle «Bilanz» zum eigenen «Energiehaushalt» erfassen: Was gibt mir Energie, was raubt mir Energie?
- Mögliche Veränderungen bei zu wenig vorhandenen Bewältigungsmöglichkeiten reflektieren und planen.

Anwendung
Es lohnt sich, die Übung am Ende einer Arbeitswoche, spätestens aber nach 10 Tagen zu machen. Ein Arbeitsblatt dazu befindet sich im Anhang (16.6).

- Wenden Sie zunächst die Zentrierungsübung Nr. 12.1 an.
- Bestimmen Sie dann intuitiv auf einer Skala von 0 (kaum Energie) bis 10 (viel Energie) Ihren aktuellen Energiewert.

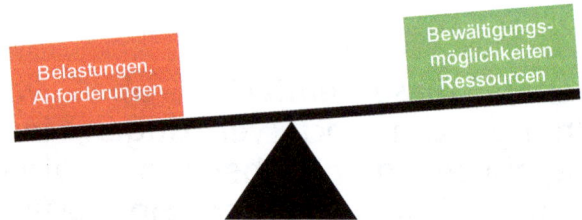

Abb. 12.1 «Energiebilanz-Waage»

12 Grundlegende Übungen

- Nehmen Sie sich ein Blatt Papier, unterteilen es in zwei Spalten mit + und − und schreiben Sie in jede einzelne Spalte, was Ihnen Energie schenkt (+) und was Ihnen Energie raubt (−).
- Überlegen Sie sich, wie Sie die Faktoren, die Ihnen Energie rauben, verändern können. Vielleicht hilft Ihnen die folgende Aufzählung, die Ihnen bestimmte Momente anzeigen kann:
  - Teamsituation
  - Verhältnis zum Chef
  - Belastender Umgang mit Kunden
  - Spannungen, Konflikte in der Organisation
  - Schwierigkeiten am Arbeitsplatz: Lärm, zu große Arbeitsmenge...
  - Verharren in den persönlichen Antreibern: Perfektionismus, Ungeduld...
  - Mangelnder Ausgleich zur Arbeit durch Sport und Bewegung
  - Konflikte in der Beziehung oder Familie
  - ...
- Nehmen Sie sich dann **einen** Faktor raus, der momentan von Ihnen dringend verändert werden muss und der eine wichtige Bedeutung für Ihren Heilungsprozess hat.
- Machen Sie ein Brainstorming, d. h. notieren Sie zunächst einmal alle Einfälle, die Ihnen zu den folgenden Fragen kommen:
  - Was will ich verändern?
  - Wie könnte ich es konkret tun?
  - Wer könnte mich dabei unterstützen?
  - Wann wäre der geeignete Zeitpunkt, zu beginnen und es durchzuführen?
- Nehmen Sie sich dann **einen** Faktor raus, der momentan von Ihnen dringend verändert werden muss und der eine wichtige Bedeutung für Ihren Heilungsprozess hat.
- Machen Sie ein Brainstorming, d. h. notieren Sie zunächst einmal alle Einfälle, die Ihnen zu den folgenden Fragen kommen:
  - Was will ich verändern?
  - Wie könnte ich es konkret tun?
  - Wer könnte mich dabei unterstützen?
  - Wann wäre der geeignete Zeitpunkt, zu beginnen und es durchzuführen?
- Suchen Sie dann aus dem Brainstorming die besten Antworten aus und schreiben Sie die o. a. Punkte auf ein großes Blatt, das Sie in der Nähe Ihres Arbeitsplatzes deponieren oder aufhängen.

12.4 «Meine (Erfolg-)Treppe»

Situation

Der Prozess «Zurück ins Leben» ist selten ein Vorgang, der nur «aufwärts» zu einem motivierenden Ziel führt, sondern immer wieder auch mit Rückschlägen oder Phasen der Stagnation behaftet ist. Gerade in solchen Phasen ist es wichtig, auch die schon erzielten Erfolge sichtbar zu machen und evtl. auch wahrzunehmen, welche Lernaufgaben in den Rückschlägen oder in den Phasen der Stagnation gestellt werden.

Es ist sehr vorteilhaft, mit dieser «Erfolgstreppe» (Abb. 12.2) in einem zeitlichen Abstand von ca. 3–4 Wochen nach Austritt aus der Klinik zu beginnen und immer wieder fortzuführen.

Ziele

- Rückblick halten auf die vergangenen 6–8 Wochen und die «Höhen, Stagnationen und Rückschläge» festhalten.
- Die Erfolge würdigen und aus den Momenten der Stagnation oder der Rückschläge «Lernaufgaben» entwickeln und deren Umsetzung planen.

Anwendung

- Führen sie die Zentrierungsübung (Abschn. 12.1) aus.
- Aus dieser zentrieren Haltung heraus blicken Sie auf die letzten 3–4 Wochen:

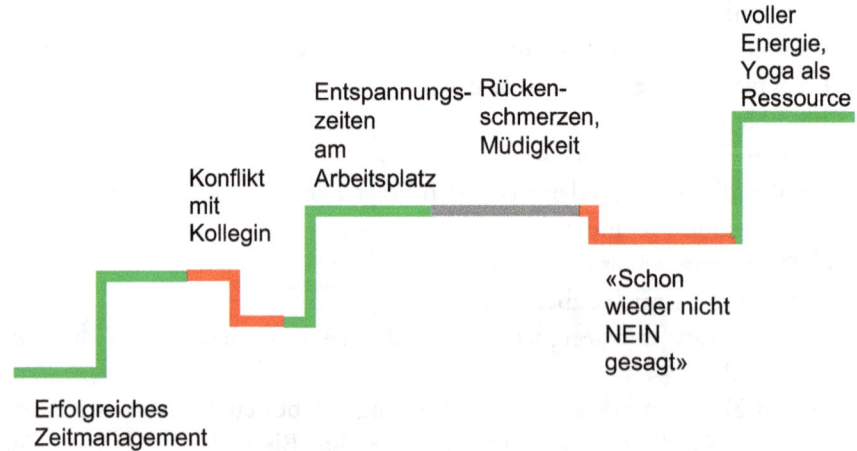

Abb. 12.2 Meine (Erfolgs-)Treppe

- Zeichnen Sie auf einem leeren Blatt zunächst Ihre «(Erfolgs-)Treppe» auf. Beginnen Sie mit dem Level 0. Zeichnen Sie mit jedem Erfolg eine Stufe, die auf ein höheres Level führt. Sie können die Stufe auch in der Länge so gestalten, dass die Intensivität der Veränderung deutlich wird, d. h. eine lange Stufe zeigt eine große Intensität an. Beachten Sie auch, dass ein Misserfolg nach «unten» führen kann, bzw. eine Stagnation einen Unterbruch darstellt.
- Wenn Sie in der Gegenwart angelangt sind, notieren Sie unter jeder Stufe, was den Erfolg bzw. Misserfolg oder die Stagnation ausmachte.
* Tauchen häufig Phasen der Stagnation oder des Misserfolgs auf, überlegen Sie (mit Hilfe eines Coachs bzw. Psychotherapeuten), was Sie hier an Veränderungen vornehmen können.

12.5 Meine Kraftquellen

Situation
Die Arbeit mit den persönlichen Stressoren ist in der Regel ein wichtiger Bestandteil der Arbeit im psychotherapeutischen Setting. Sie erfolgt meist schon während eines klinischen oder ambulanten Aufenthalts. Wichtig ist allerdings auch, diese Arbeit unter dem Gesichtspunkt der «Kraftquellen» fortzusetzen. Sie sind es schließlich, die im Heilungsprozess eine ganz wichtige Rolle spielen. Die folgende Übung gibt dazu entsprechende Anregungen.

Ziele
* Die persönlichen Kraftquellen in unterschiedlichen Lebensbereichen erschließen und (wieder) nutzbar machen.

Anwendung
* Nehmen Sie ein A4-Blatt (Anhang 16.7) und schreiben Sie in die Mitte groß «Meine Kraftquellen».
* Teilen Sie anschließend das Blatt in verschiedene Lebensbereiche ein, die für Sie Kraftquellen sind: Beruf, Familie, Freunde, Spiritualität/Religion, Sport, ICH ...
* Bestimmen Sie dann möglichst konkret je Lebensbereich 2–3 wichtige Kraftquellen, z. B. Jogging um den xy-See, Musik von xy, Gespräche mit xy.
* Die folgenden Fragen helfen Ihnen, in den Lebensbereichen entsprechende Kraftquellen zu finden:

- Bereich Beruf: Welche Tätigkeiten bereiten Ihnen viel Freude? Ist das Zusammensein mit Kollegen im Gespräch, in Projektarbeiten o. Ä. eine Kraftquelle? Was muss tagsüber geschehen, damit Sie abends zufrieden und «erfüllt» heimkehren können?
- Bereich Familie: Was sind Schätze und Kraftquellen in Ihrer Familie? Was sind immer wiederkehrende Dinge/Aktivitäten, die Ihre «Batterien» aufladen? Was würde Ihnen fehlen, wenn Sie allein leben müssten?
- Bereich Freunde: Welche Freundschaften sind Ihnen wichtig? Was sind für Sie dort Kraftquellen? Welche Freundschaft, die vielleicht momentan «eingeschlafen» ist, könnten Sie wiederbeleben?
- Bereich Spiritualität/Religion: Welche spirituellen Übungen/Erfahrungen oder religiöse Praktiken geben Ihnen Kraft? Gibt es wichtige Gedanken, Bücher, Überzeugungen, die eine Kraftquelle sind?
- Bereich Sport und Bewegung: Welche Aktivitäten verleihen Ihnen neuen Schwung (auch wenn sie anstrengend sind)? Was könnte sich lohnen, an sportlicher Aktivität wieder aufzunehmen?
- «ICH»: Hier geht es darum, wichtige Kraftquellen zu erschließen, die in der Vergangenheit wichtig waren bzw. die in der aktuellen Situation wieder reaktiviert werden können, z. B.: Was tut Ihnen in Zeiten, wo Sie mit sich allein sind, gut? Welche Tipps würde Ihnen eine weise Person oder ein guter Freund geben?
- Bereich xy: Hier können Sie einen Bereich bestimmen, der bisher noch nicht benannt wurde, aber für Sie wichtig ist und eine Kraftquelle darstellt.

- Schauen Sie sich jetzt die Kraftquellen in den unterschiedlichen Bereichen an und wählen Sie 3–4 bedeutende und wichtige aus. Sie sollten auf einer Skala von 0–10 (wenig bis sehr viel) mindestens ein «Energieniveau» von 7,5 haben und nicht mit einem «aber» behaftet sein, z. B. «Ich gehe gerne joggen, aber dies jede Woche zu machen, ist mir zu viel».
- Planen Sie dann die Anwendung der Kraftquellen mit folgenden Fragen:
  - Was werde ich tun?
  - Wann werde ich es tun?
  - Wie werde ich es tun?
  - Was könnte mich an der Umsetzung hindern? Wie kann ich dem begegnen?

» Tipp
Nehmen Sie sich Zeit und gestalten Sie aus den 3–4 Kraftquellen ein Plakat mit Fotos zu den einzelnen Bereichen und die konkrete Umsetzung. Das erinnert Sie immer wieder an die Erledigung und wirkt als zusätzlicher «Anker», damit Sie dies auch effektiv tun.
Nehmen Sie sich nach 6–8 Wochen Ihr Bild vor und ziehen Sie kritisch Bilanz: Was habe ich umgesetzt? Wo muss ich nachschärfen? Was muss ich evtl. loslassen?

12.6 «Säen – wachsen – ernten – zerstören» – ein Blick auf mein gegenwärtiges Leben

Situation
Die heute vielfach zu hörende Rede von der «Work-Life-Balance» ist mit ein Grund, dass sich viele Menschen in der Freizeit zusätzlich stressen, weil sie der Überzeugung sind, dass hier – und nicht in der Arbeit – das «eigentliche Leben» stattfindet. Die Berufsarbeit wird damit zu einem «notwendigen Übel» degradiert und damit auch einer wichtigen Quelle von Sinnerfüllung beraubt. Gleichzeitig werden mit dieser Haltung auch wichtige Belastungsfaktoren, die am Arbeitsplatz vorhanden sind und evtl. geändert werden könnten, nicht angesprochen, weil Leben ja jenseits des Arbeitsplatzes stattfindet.
Kurzum: Die Trennung von Leben/Freizeit und Arbeit ist fatal und sollte aufgegeben werden. Gleichwohl ist es von Zeit zu Zeit wichtig, sich in einer Art «Gesamtüberblick» sein Leben anzuschauen. Die folgende Übung und das dazugehörige Arbeitsblatt können eine Hilfe sein.

Ziel
- In einem Moment des Innehaltens die gegenwärtige Lebenssituation anschauen
- Aus einem Gesamtüberblick heraus Entscheidungen treffen

Ablauf
- Suchen Sie sich einen ruhigen Platz und eine ruhige Zeit, in der Sie in einem Überblick auf Ihr gegenwärtiges Leben schauen wollen. Es ist von Vorteil, dies z. B. mit einem Spaziergang oder einer Wanderung zu verbinden und die Übung auf einer Bank oder an einem anderen schönen Ort zu machen.
- Nehmen Sie sich das im Anhang befindliche Arbeitsblatt (16.8.) vor und lassen Sie zunächst Ihren Gedanken zu den vier Fragen «freien Lauf», d. h. sammeln Sie Ihre entsprechenden Einfälle. Schreiben Sie erst dann die für Sie wichtigen Gedanken auf.
- Die vier Fragen zu Ihrer gegenwärtigen Lebenssituation sind:
    - Was wird von Ihnen momentan «gesät», d. h. wo entsteht etwas Neues in Ihrem Leben, an Ihrem Arbeitsplatz, in Beziehungen…?
    - Was beginnt zu blühen, d. h. welche positiven Veränderungen haben sich in den letzten Monaten ereignet. Was erfreut Sie?
    - Was ist reif für die Ernte, d. h. welche guten Gewohnheiten, Haltungen, Einstellungen oder Verhaltensweisen haben Sie in den letzten Wochen entwickelt? Worauf können Sie stolz sein?
    - Was muss zerstört/aufgegeben werden, d. h. was kostet Sie unnötige Kraft, was hat sich als überflüssig ergeben, was gilt es loszulassen?
- Zur Verstärkung können Sie nach diesem Schritt auch mit Symbolen oder Bildern in einer «Malmeditation» die einzelnen Felder des Arbeitsblattes ausgestalten.
- Das Loslassen können Sie z. B. so gestalten, dass Sie auf ein Blatt Papier das aufschreiben, was Sie gerne loslassen möchten. Gehen Sie mit diesem Blatt Papier auf einem Spaziergang zu einer Feuerstelle und nehmen Sie sich Zeit, das Papier in einem rituellen Akt zu verbrennen, z. B. indem Sie es in kleine Stücke zerkleinern und immer wieder einen kleinen Schnipsel ins Feuer werden.

12.7 «Tu Deinem Körper Gutes, damit die Seele Lust hat, in ihm zu wohnen»

Situation
Dieser Satz der hl. Teresa von Avila ist für viele während eines Klinikaufenthaltes Realität geworden. Sie haben über unterschiedliche Formen der Bewegung und des Sports (wieder) einen guten Zugang zu ihrem Körper gefunden und Sport auch als «Therapie für die Seele» entdeckt: Sei es

bei der Wassergymnastik, dem therapeutischen Klettern, ausgedehnten Wanderungen, der Progressiven Muskelrelaxation (PMR) oder Übungen aus den Yoga-Traditionen.

Damit diese Erfahrungen keine «Eintagsfliegen» darstellen, ist es hilfreich, sich auch bei der «Rückkehr ins Leben» die eine oder andere sportliche Betätigung vorzunehmen.

Es sei betont, dass es sinnvoll ist, vor Beginn einer intensiven sportlichen Betätigung eine (sport-)medizinische Abklärung vorzunehmen.

Ziel
- Den physischen und psychischen Genesungsprozess durch Sport und Bewegung gezielt unterstützen.

Anwendung
Die vorliegende Liste ist aus Erfahrungen des Autors und vieler Coachees entstanden. Sie will eine Auswahl an Möglichkeiten bieten, aus denen der Leser sich selbst etwas herauspicken kann. Wichtig ist es, regelmäßig eine der vorgeschlagenen sportlichen Tätigkeiten auszuführen. Vielleicht ist sogar ein Mitglied Ihrer Familie bereit, Sie darin zu begleiten. Bekanntlich macht Sport und Bewegung in Gemeinschaft (noch mehr) Spaß.

Hier (m)eine Auswahl:

- Kraft-, Ausdauer- und Koordinationstraining im Fitnessstudio (oder zuhause)
- Schwimmen im (Hallen- oder Frei-)Bad, einem See oder Fluss
- Nordic-Walking in gemächlichem Tempo bis hin zum «Power-Walking»
- Jogging: vom gemächlicheren Laufen mit Pausen bis hin zum intensiveren Intervalltraining und längeren Strecken
- Ganzkörpertraining, z. B. Pilates oder Antara
- (Berg-)Wanderungen mit eingeplanten Pausen: die Strecken können variieren, sollten aber nicht zu einem neuen «Leistungsmuss» führen
- Klettern in der Halle oder im Freien
- Skilanglauf: Es ist vorteilhaft, mit dem klassischen Stil zu beginnen, weil dieser weniger anstrengend ist. Danach kann man auch auf die Skating-Technik wechseln
- Inline-Skaten
- Schneeschuhlaufen oder allgemein «Winterwanderungen»: Die Sonne und die kalte Luft haben einen guten Einfluss auf unser Immunsystem. Zudem wird die Vitamin-D-Produktion angeregt
- Skitouren oder Skifahren auf der Piste

- Ballspiele: Fußball, Handball oder Volleyball in einem Verein. Hier kann der gesellige Aspekt eine wichtige Rolle spielen. Man lernt neue Leute kennen…

12.8 Stille als «heilende Qualität»

Situation
Eine der wesentlichsten Erfahrungen, die Menschen heute machen, ist die Überflutung mit verschiedenen Lärmquellen. Es beginnt mit dem Straßenlärm, geht über den Fluglärm, den Lärm von Ghettoblustern in Fußgängerzonen, den Lärm in einer lauten Fabrikhalle bis hin zum lauten Telefongespräch eines Kollegen im Großraumbüro, das störend wirkt.

Nicht umsonst gibt es heute Kopfhörer zu kaufen, die den Umgebungslärm auf ein Minimum reduzieren, um so das Eintauchen der Menschen in die Musik oder auch die Stille zu ermöglichen.

Viele Lärmquellen können wir nicht ausschalten, weil dies nicht in unserer Verfügungsmacht liegt, wir können aber «Stille» als wesentliche Qualität wahrnehmen und uns in kurzen Momenten des Alltags schenken.

Die folgende «Reise zum Tempel der Stille» kann z. B. in einer Pause von 10 min am Vormittag oder Nachmittag gemacht werden. Sie wirkt entspannend, ermöglicht aber zugleich auch, wieder Aufmerksamkeit und Konzentration für die nachfolgenden Tätigkeiten zu gewinnen.

Ziele
- Stille als eine «heilende Qualität» in einer geführten Phantasiereise im Alltag entdecken.

Ablauf
Sie können den folgenden Text als Sprachnachricht aufzeichnen (daher auch die «Du-Formulierung». Mit einiger Übung können Sie ihn auch selbstgeleitet als Phantasiereise ausführen.

Ich lade dich ein, eine Reise zur Stille, zum Tempel der Stille zu machen. Wenn du dich bereit dazu fühlst, mach es dir bequem, entspanne dich und lass deinen Körper zur Ruhe kommen. Atme tief durch und erkläre innerlich: «Ich bin bereit, diese Reise anzutreten.»

Stell dir vor, du bist auf dem Land. Es ist Frühling. Es ist Morgen an einem sehr schönen Tag. Die Sonne scheint, der Himmel ist blau, und es geht ein leichter Wind. Du kannst den Wind auf deinem Gesicht spüren. Du schaust in die Umgebung und kannst Blumen, Wiesen und Bäume sehen. Als dein Blick in

12 Grundlegende Übungen

die Ferne schweift, bemerkst du Hügel und Berge. Auf einem dieser Berge kannst du einen Tempel erkennen. Es ist der Tempel der Stille. Er hat ein herrliches, leuchtendes Äußeres. Du kannst ihn weit hinten erkennen; betrachte seine Form, sein herrliches Aussehen.

Der Tempel der Stille liegt auf einem Berg, und du machst dich dorthin auf den Weg. Du gehst zunächst einen Weg in der Ebene entlang, der vor dir liegt und der zum Berg führt, auf dem der Tempel steht. Du gehst in einem guten Tempo, nicht zu schnell und nicht zu langsam und kommst so immer näher an den Fuß des Berges. Hier verengt sich der Weg zu einem schmäleren Pfad, auf dem du jetzt beginnst, bergauf zu gehen. Beim Laufen spürst du den Boden unter deinen Füßen und die Muskeln in deinen Beinen.

Du gehst weiter und immer höher den Berg hinauf, zum Tempel der Stille. Fast hast du ihn erreicht. Du siehst ihn näher und näher kommen und beginnst, die Stille bereits zu spüren. Es ist, als ob die Stille des Tempels nach allen Seiten hin ausstrahlte. Während du näherkommst, beginnt dich diese Stille zu durchdringen. Niemand hat je in dem Tempel der Stille ein Wort geäußert.

Du stehst vor dem Tempel und kannst seine hölzernen Türen berühren. Du kannst die Beschaffenheit des Holzes unter deinen Händen spüren. Du weißt, dass du, sobald du den Tempel betrittst, eine Atmosphäre zeitloser Stille und des Friedens empfinden wirst.

Du öffnest die Tür und betrittst den Tempel der Stille. Du erkundest den Tempel und blickst dich um; dabei wird dir die Ruhe, die tiefe Stille, immer bewusster. In der Mitte des Tempels befindet sich in einem Ring aus Licht ein Platz zum Stehen. Du stellst dich auf diesen lichten Platz, wo die Strahlen zusammenkommen, durchdrungen von dieser leuchtenden Stille. Strahlen warmen, segnenden und Kraft spendenden Lichtes umhüllen dich, strömen durch deinen Körper, fließen durch jede Ader, jede Zelle deines Wesens.

Verharre ein paar Minuten in dieser leuchtenden Stille, gesammelt und ganz wach. Hör der Stille zu; sie ist eine lebendige Qualität, nicht einfach nur die Abwesenheit von Geräuschen.

Nach einer Weile trittst du aus dem Ring aus Licht heraus, gehst wieder zur Tempeltür und verlässt den Tempel durch die Tür, durch die du ihn betreten hast. Du trittst hinaus, bereichert um diese intensive Erfahrung der Stille. Du hörst wieder die Vögel singen, siehst die Bäume und die Natur, die dich umgeben; und noch immer empfindest du die Stille und das Licht, den ruhigen Frieden, der dich durchdringt.

Du gehst – «gefüllt mit Stille» – wieder den Pfad zurück, der dich auf den Berg mit dem Tempel geführt hat; du erreicht langsam den Fuß des Berges und gehst dann den Weg zurück, an den Ort, an dem du aufgebrochen bist.

Ganz allmählich verabschiedest du dich auch von diesem Ort und kommst zurück in diesen Raum und bringst die Stille mit. Der Tempel der Stille ist in dir.

12.9 Schweigen – Hören

Situation

Menschen, die aus einem Klinikaufenthalt in den Alltag zurückkehren, haben mehrheitlich sehr intensive Erfahrungen gemacht, die sie zum Teil auch «erschüttert» haben. Sie wurden mit schmerzhaften Lebenserfahrungen konfrontiert, sie erlebten Selbstvorwürfe («Wie konnte ich so lange im Hamsterrad bleiben?»), sie haben aber auch im Gespräch mit anderen Patienten neue Perspektiven für ihr Leben entdeckt. Sie sind voller Hoffnung und wollen (möglichst bald) Dinge in ihrem beruflichen und privaten Leben verändern.

Damit es hier nicht zu einem neuen Aktionismus oder zu einer Überforderung kommt, ist es wichtig, «Auszeiten» einzuplanen, um sich zu sammeln, sich zu justieren und dann den nächsten Schritt zu planen und anzugehen.

Diese «Auszeiten» können im Berufsalltag sein, aber auch in extra dafür reservierten Zeiten und Orten, z. B. bei einem Waldspaziergang an einem Sonntagnachmittag.

Ziele
- Schweigen und Hören als intensive Momente der Begegnung mit sich selbst und als Grundlage für eine gute Ausrichtung «Zurück ins Leben» erfahren.

Anwendung

Die folgenden Ideen verstehen sich als Anregung, Möglichkeiten des Schweigens und Hörens zu entdecken.

- Gehen Sie an einem freien Tag an einen Ort, z. B. in den Wald, auf einen Hügel/Berg oder an einen Fluss, an dem Sie wenig Lärm hören. Setzen Sie sich auf eine Bank oder ins Gras. Schalten Sie dabei mögliche Störfaktoren, z. B. das Smartphone, aus, sodass Sie «ganz bei sich» sein können.
- Legen Sie die Hände auf den Bauch und beobachten Sie dabei, wie Ihr Atem Ihren Bauch hebt und senkt. Die Atmung über das Zwerchfell hat

eine beruhigende Wirkung auf unser vegetatives Nervensystem und hilft Ihnen abzuschalten (Busch 2021, S. 168).
- Atmen Sie 4 s ein, machen Sie dann eine kurze Pause und atmen dann langsam wieder 12 s aus. Fahren Sie so ca. 5 min fort.
- Aus dieser entspannten Haltung heraus stimmen sie sich ein mit der «Übung Tempel der Stille» (Abschn. 12.8).
- Mit der Stille «im Gepäck» können Sie sich ins «Hören» einüben. Hören kann man einerseits äußere Geräusche und Laute; man kann es aber auch ganz bewusst nach innen richten und sich z. B. aufmerksam fragen und die entsprechende Antwort «hören»:
  – Wie geht es mir in den letzten Tagen/der letzten Woche? Welche Töne überwiegen: dunkle Moll- oder helle Dur-Töne?
  – Wie sieht mich ein guter Freund in der gegenwärtigen Situation? Ist er erfreut über meinen Genesungsfortschritt oder…?
  – Welche «Stimmen» haben in letzter Zeit überwogen: die Stimmen meiner Antreiber («Sei perfekt, sei stark, …») oder die Stimmen meiner Heilung («Du darfst für Dich selbst sorgen, 90 % Leistung sind genug…»)?
- Sie können sich mit diesen drei Fragen auf den weiteren (Spazier-)Weg machen, die Natur und die Umgebung betrachten und immer wieder auf Ihr «Seelenohr» und die Wörter oder Botschaften, die es Ihnen sendet, hören.

> **Tipp**
> Sie können diese Übung auch zusammen mit einem Freund oder Ihrer Partnerin machen. Sie geht mit Ihnen den Weg und stellt Ihnen (unaufdringlich) immer wieder diese Fragen.
> Oftmals treffen sich Patienten, die sich während eines Klinikaufenthalts kennengelernt haben, auch nach dieser Zeit zum Austausch und Gespräch. Die Übung ist auch für solche Gelegenheiten – auf einer Wanderung oder einem Spaziergang – sehr geeignet.

13

«Knifflige Situationen»

13.1 Negative Grunderfahrungen und ihre Folgen

Situation

Es ist eine große Hilfe, sich immer wieder vor Augen zu führen, durch welche Faktoren oder Umstände ein Burnout und/oder eine Depression ausgelöst wurden.

Neben den organisationalen Faktoren ist es dabei auch wichtig, die personalen Faktoren zu berücksichtigen, v. a. die negativen Grunderfahrungen in den Blick zu nehmen, die bestimmte Gegenprogramme, Handlungsnormen und Verhaltensmuster bis hin zu einem einzelnen Verhalten geprägt haben. Nähere Ausführungen dazu können Sie im Abschn. 5.1 noch einmal nachlesen.

Ein wichtiges Ziel «Zurück ins Leben» muss es deshalb sein, die krankmachenden Gegenprogramme so zu verändern, dass sie keine limitierenden Faktoren im Alltag mehr darstellen.

Ziele
- Das «Eisbergmodell personaler Faktoren» (Abb. 13.1) für die eigene Lebensgeschichte anwenden, d. h. wichtige Erfahrungen, die (vermutlich) in der Psychotherapie über «Gegenprogramme/Antreiber» gemacht wurden, sich vergegenwärtigen.
- Eine «versöhnliche Haltung» zu den negativen Grunderfahrungen aufbauen.

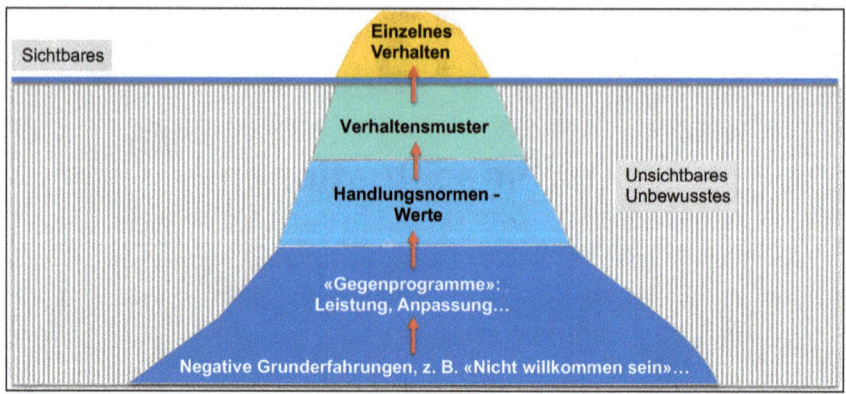

Abb. 13.1 Eisbergmodell personaler Faktoren

- Die individuellen Gegenprogramme, wie z. B. «Ich bin nur lebendig, wenn ich etwas leiste», in «heilsame Handlungsnormen und Werte» verändern.

Anwendung

- Lesen Sie die Ausführungen in Abschn. 5.1 als Grundlage für dieses Tool (nochmals) durch.
- Erinnern Sie sich noch einmal an die negativen Grunderfahrungen, die (wahrscheinlich) im Laufe der Psychotherapie bei einem Psychiater, Psychotherapeuten oder während des Klinikaufenthalts aufgetaucht sind und schreiben Sie diese auf. Beispiel: *«Ich bin auf dieser Welt nicht willkommen!»*
- Vergegenwärtigen Sie sich auch die «Gegenprogramme», die Sie als Reaktion auf die negativen Grunderfahrungen entwickelt haben. Beispiel: *«Durch Leistung kann ich Anerkennung und das Willkommensein erreichen!»*
- Die Versöhnung mit den negativen Grunderfahrungen und den entstandenen Gegenprogrammen ist meist kein einmaliges Ereignis, sondern ein längerer Prozess. Hilfen, die hier unterstützend wirken können, sind:
  - Schreiben Sie Ihre negativen Grunderfahrungen und Gegenprogramme auf, suchen Sie dazu evtl. vorhandene Fotos und verbrennen Sie diese in einem «rituellen Akt». Gehen Sie dazu raus in die Natur an eine Feuerstelle, zentrieren Sie sich dort und zünden das Papier langsam an. Verharren Sie einen Moment an diesem Platz und kehren Sie dann wieder in Ihren Alltag zurück.

- Als Alternative können Sie auch das Papier in sehr kleine Schnipsel zerkleinern, sich auf eine Brücke stellen und die Schnipsel nacheinander dem Fluss oder Bach übergeben. Auch das wirkt befreiend.
- Tauchen diese negativen Grunderfahrungen und Gegenprogramme auf, sagen Sie laut und deutlich STOPP. Diese Methode kommt aus der Verhaltenstherapie und ist sehr wirksam, weil sie im Gehirn förderliche neurobiologische Prozesse auslöst. Sie können das Wort auch ein paarmal hintereinander laut sagen und dazu eine Körperbewegung machen, z. B. fest mit den Füßen auf den Boden stampfen.
- Setzen Sie sich immer wieder auch in einer «stillen Stunde» hin und sagen Sie den Satz auf: *«Ich versöhne mich mit meiner Vergangenheit und nehme all meine Lebensenergie, die in ihr gebunden ist, wieder zu mir selbst zurück. Damit gestalte ich mir eine gute Zukunft.»*
- Erinnern Sie sich an das «gesundmachende», neue Programm, das Sie in der Klinik oder in der Psychotherapie entwickelt haben. (Anmerkung: Falls das noch nicht geschehen ist, können Sie dies auch noch in der Psychotherapie «nachholen».) Vergegenwärtigen Sie sich den neuen «Glaubenssatz» und halten Sie diesen in Form eines Symbols oder Bildes fest. Bei der Suche danach kann Sie evtl. ein guter Freund unterstützen. Schauen Sie dieses Symbol oder Bild häufig an und schreiben Sie den neuen «Glaubenssatz» in einer «meditativen Abendbetrachtung» immer wieder auf. Kreativ Begabte können auch jeweils ein kleines «Kunstwerk» dazu malen. Auch Musikstücke, die einen passenden Text und die entsprechende Melodie haben, können Sie unterstützen.

Anmerkung: Das Buch von Heinz-Peter Röhr, «Die Kunst, sich wertzuschätzen. Angst und Depression überwinden, Selbstsicherheit gewinnen» (Röhr 2016) ist eine sehr empfehlenswerte Hintergrundlektüre.

13.2 Triggermomente aktiv angehen

Situation
Im Abschn. 5.1. ist bei den personalen Faktoren für ein Burnout und/oder eine Depression auch von «Triggermomenten» die Rede. Diese sind dergestalt, dass durch ein Ereignis ein negatives Gefühl ausgelöst wird und ein entsprechend negatives Verhalten in Gang gesetzt wird.

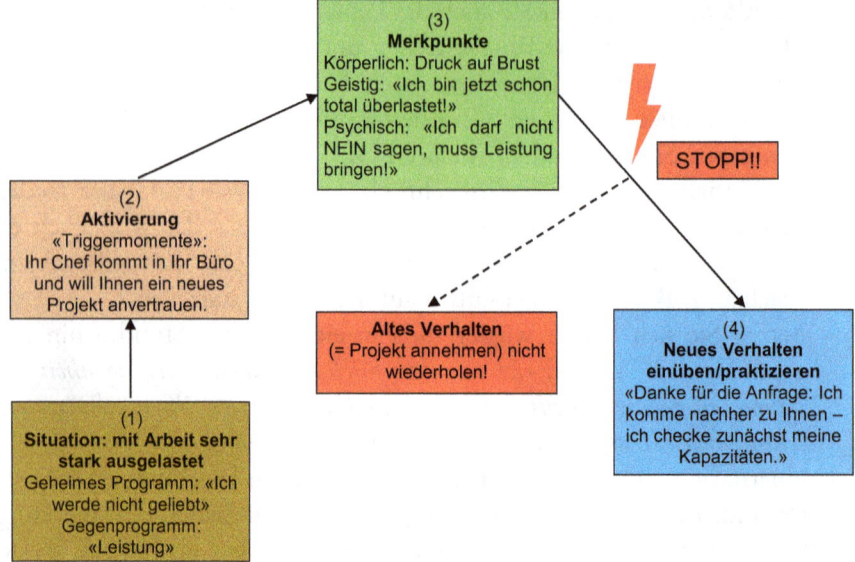

Abb. 13.2 Beispiel Triggermoment und neues Verhalten

Im Umgang mit solchen Triggermomenten (Abb. 13.2) ist es deshalb wichtig, sehr konkret den Trigger zu kennen, der durch eine aktuelle Situation in Verbindung mit dem negativen Programm und Gegenprogramm ausgelöst wird.

Ziele
- Die negative(n) Grunderfahrung(en) und das/die daraus entstandene(n) Gegenprogramm(e) sich vergegenwärtigen
- Situationen erkennen, in denen ein Triggermoment möglich ist, und die körperliche, seelische oder geistige Reaktion wahrnehmen
- Für entsprechende Situationen ein neues Verhalten einüben

Anwendung
- Lesen Sie die Ausführungen in Abschn. 5.1 als Grundlage für dieses Tool durch.
- Reflektieren Sie auch Ihre Ausführungen aus der vorangegangenen Übung (Abschn. 13.1).
- Erinnern Sie sich an eine Situation aus Ihrem Arbeitsleben, in der Sie aktiv getriggert wurden.

> **Beispiel**
>
> Sie sind momentan sehr ausgelastet und haben keine zusätzlichen Kapazitäten mehr zur Verfügung. Ihr Chef kommt jetzt in Ihr Büro und will Ihnen ein neues Projekt anvertrauen. Als Sie das wahrnehmen, schnürt es Ihnen die Kehle zu, ein Druck entsteht auf Ihrer Brust und Sie denken: «Oh Gott, wie soll ich das nur schaffen.» Sie trauen sich aber – aufgrund Ihres Gegenprogramms «Ich darf nicht nein sagen...» – nicht, dem Chef diesen Wunsch abzusprechen.
>
> - Nehmen Sie ganz bewusst Ihre «körperlichen, geistigen oder seelischen Merkpunkte» wahr, in denen Ihnen auffällt, dass Ihr Trigger aktiviert wurde. In der obigen Situation schnürt das der Person die Kehle zu...
> - Sagen Sie sich innerlich (oder laut – wenn es die Situation zulässt) STOPP.
> - Kommt es immer wieder zu gleichen Auslösemomenten für Ihren Trigger, können Sie sich überlegen, welches neue Verhalten jetzt angemessen wäre. Dazu können Sie sich z. B. einen Satz aufschreiben und immer wieder wiederholen, sodass Sie ihn im geeigneten Moment (den Sie kennen, weil er sich immer wiederholt) zur Verfügung haben und anwenden können.
> - Sind die Triggermomente eher seltener oder ereignen sie sich in verschiedenen Situationen, können Sie sich ein bis zwei Situationen aus der Vergangenheit vor Augen führen und exemplarisch hier das neue Verhalten bestimmen: Durch das laute Aufsagen eines geeigneten Satzes, durch die klare Formulierung einer Bitte usw.
> - Sehr bewährt hat sich hier auch die Bitte, sich die Anfrage (des Chefs) zu überlegen und ihn in angemessener Zeit (z. B. eine halbe Stunde später) zu kontaktieren. Damit kann man Zeit gewinnen und sich eine Strategie zurechtlegen, z. B. dass man das Projekt gerne machen würde, dafür aber Entlastung in einem anderen Bereich bräuchte.

13.3 Achtung Falle: «Ich will wieder leben wie früher»

Situation

Für viele Menschen ist ein Burnout und/oder eine Depression eine sehr einschneidende Erfahrung. Ihr Leben gerät durcheinander, es kommt mitunter zu großen Belastungen und Spannungen in der Familie oder Partnerschaft, der Kontakt mit den Kollegen am Arbeitsplatz wird abgebrochen und evtl. tauchen auch Existenzängste auf, weil der Arbeitsplatz bedroht ist.

In solchen Situationen ist es sehr verständlich, dass der Wunsch nach «Normalität» und «Es soll doch wieder so sein wie früher» auftaucht. Dahinter steckt bei vielen eine (kindliche) Sehnsucht nach Geborgenheit, nach Befreiung aus der jetzigen Situation.

Die große Gefahr aber ist, dass sich der Betroffene entweder an einen Zustand «festklammert», der ihn in die Krankheit gebracht hat oder momentan und in absehbarer Zeit für ihn nicht mehr erreichbar ist, weil die Umstände es nicht zulassen.

Deshalb ist es sehr wichtig, diesen Wunsch genauer anzuschauen und entsprechende Strategien zu entwickeln (Abb. 13.3).

Ziele
- Den Wunsch «Es soll wieder so sein wie früher» genauer anschauen und klären, ob sich dahinter der Rückfall in die Ursachen des Burnouts und/oder der Depression «verbirgt»
- Bei einem Rückfall in die Ursachen: Sich bewusst machen, dass diese Wunschsituation zur Erkrankung geführt hat
- Bei einer kindlichen Sehnsucht nach Geborgenheit: Strategien entwickeln, um im «Hier und Jetzt» gut für sich zu sorgen

Anwendung
1. Taucht bei Ihnen der Gedanke «Ich will wieder leben wie früher» auf, nehmen Sie sich einen Moment Zeit, um diesem Gedanken nachzugehen.
2. Fragen Sie sich in einem ersten Schritt: Welche Bilder und Erinnerungen sind mit diesem Gedanken verbunden?
   a. Tauchen Bilder auf, die in Zusammenhang stehen mit der Zeit, in der Sie (langsam) in ein Burnout und/oder eine Depression kamen, schreiben Sie sich auf ein separates Blatt Papier diese Situation und Bilder auf.

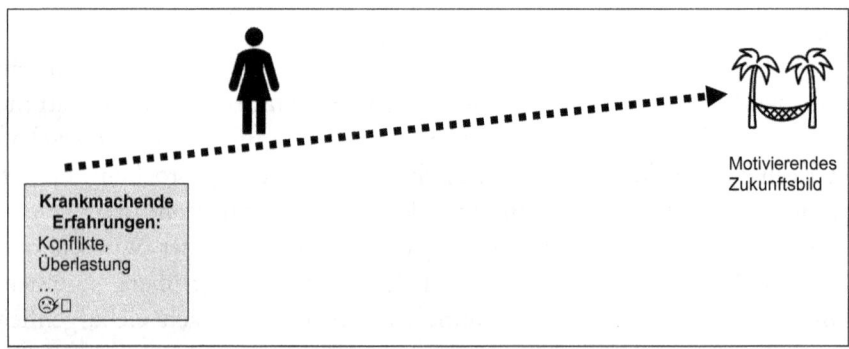

Abb. 13.3 Sich von krankmachenden Situationen lösen

   b. Tauchen Bilder auf, in denen Sie sich kraftvoll und wohl gefühlt haben, nehmen Sie diese Bilder wahr und notieren Sie diese Situationen und Bilder ebenfalls auf ein separates Blatt Papier.
3. Variante 1 – zu den Gedanken bei 2a): Nehmen Sie Ihre Aufzeichnungen und legen Sie diese auf den Boden. Falls Sie ein Seil zur Hand haben, können Sie das Seil mit dem Anfang an diese Aufzeichnungen legen. Für das Ende nehmen sie nochmals ihr «motivierendes Zukunftsbild» (Abschn. 10.2) hervor und legen es dort hin. Machen Sie sich jetzt bewusst, dass die Aufzeichnungen auf dem Blatt Ursachen bezeichnen, die Sie ins Burnout und/oder die Depression gebracht haben, z. B. zu hohe Arbeitslast, keine Erholung nach der Arbeit, schwere Konflikte im Team usw. Stellen Sie sich dann aufrecht hin, zentrieren Sie sich einen Moment und sagen Sie mit klarer und kräftiger Stimme. «Ich löse mich von diesen mich krankmachenden Situationen und gehe auf mein (motivierendes Zukunftsbild beschreiben) zu!»
4. Variante 2 – zu den Gedanken bei 2b): Setzen Sie sich auf einen Stuhl, nehmen Sie das Blatt mit den Aufzeichnungen und erinnern Sie sich an die Situationen, in denen Sie sich kraftvoll und lebendig gefühlt haben. Vielleicht ist Ihre jetzige Situation eher «bescheiden». Es ist aber auch jetzt möglich, etwas von dem, was Sie damals gemacht haben, in Ihren Genesungsprozess zu integrieren – auch wenn es vielleicht zunächst sehr klein und unbedeutend erscheint. Lassen Sie sich Zeit, dies herauszufinden und notieren Sie sich einige Ideen. Vielleicht haben Sie schon einen «Geistesblitz» und wissen gleich, was Sie machen können, vielleicht braucht es aber auch noch eine gewisse Zeit.
5. Schauen Sie auf jeden Fall, dass Sie eine Idee und eine gute Erfahrung, an die Sie anknüpfen können, in Ihren Alltag integrieren können und wenden Sie dazu das «bewährte Vorgehen an. Denken Sie dabei daran, dies möglichst konkret und verbindlich zu formulieren:
   - Was will ich tun?
   - Wie will ich es tun?
   - Wann will ich es tun?
   - Wer könnte mich dabei unterstützen?

14

«Entscheidungen stehen an»

Für nicht wenige Menschen ist ein Burnout und/oder eine Depression ein bedeutender Einschnitt in ihrem Leben: Nichts mehr ist so wie vorher, vieles ist zerbrochen – sei es am Arbeitsplatz, in der Familie oder im Freundeskreis.

Die Zeit der Krankschreibung bzw. Arbeitsunfähigkeit und des Aufenthaltes in einer Klinik kann eine Zeit sein, in der auch grundlegende Fragen auftauchen, z. B.

- Lohnt es sich, an diesem Arbeitsplatz bzw. bei dieser Firma weiter zu verbleiben?
- Packe ich es überhaupt noch einmal, im Berufsleben Fuß zu fassen?
- Welche anderen beruflichen Optionen habe ich noch?
- Wie kann ich das, was bisher zu kurz gekommen ist – Hobbys, Familie, Treffen mit Freunden –, in Zukunft leben?
- Was ist überhaupt jetzt der «Sinn in meinem Leben»?

Solche Fragen bedürfen einer intensiven Zuwendung. Sehr hilfreich ist es, dies mit einer Vertrauensperson oder im Coaching mit einem erfahrenen Coach oder Psychotherapeuten anzugehen. Es sei betont, dass sich häufig nicht gleich ein «Heureka» (Ich hab's gefunden!) einstellt, sondern dass (grundlegende) Neuorientierungen oft ein längerer Prozess sind, auch verbunden mit Irrwegen, Rückschlägen und neuem Suchen.

14.1 Klärungshilfe: «Begegnung mit einer weisen Person»

Situation

Es gibt viele Möglichkeiten, mithilfe des Unbewussten Klärungshilfen für eine Lebensentscheidung, die eigene Lebensvision oder einen neuen Job zu finden. Die hier vorgestellte Übung kann mit unterschiedlichen Fragestellungen verbunden werden, z. B.

- «Soll ich weiterhin in diesem Beruf/an diesem Arbeitsplatz bleiben?»
- «Wie sollte mein zukünftiger Lebensweg aussehen?» usw. (vgl. Dönges und Brunner 2005, S. 159)

Ziel

- Phantasiereise und Dialog mit einer «weisen Person» zu einer vorher festgelegten Frage/Lebenssituation
- Eventuelle Hindernisse oder Blockaden, denen man auf dem Weg «Zurück ins Leben» begegnet, thematisieren und um «Führung» in Bezug auf diese Schwierigkeit bitten

Anwendung

Einleitung. Manchmal haben wir das Glück, eine gute Beziehung zu anderen Menschen zu haben, die das Leben schon sehr gut kennen. In der Begegnung mit ihnen können wir eine Art Vorbild erleben, das uns zeigt, was es heißt, «gut» zu leben.

Auch wenn wir solchen Menschen vielleicht nicht begegnen, bleibt uns der Trost, dass wir in uns selbst auch Spuren der Weisheit haben, dass es tief in uns selbst so etwas gibt wie eine Stimme der Weisheit. Diese Stimme von Zeit zu Zeit zu hören ist wichtig.

Die folgende Phantasiereise (in Du-Form als Audiodatei abspielen) lässt dies möglich werden.

Stell dir vor, dass es ein Sommermorgen ist, den du im Gebirge erlebst. Du bist in einem schönen Tal und du schaust dich um: Die Luft ist rein und klar, der Himmel über dir zeigt ein intensives Blau, Blumen und Gras umgeben dich. Ein leichter Morgenwind streichelt deine Haut. Du spürst den Kontakt deiner Füße mit dem Boden.

In deinem Innern kannst du ein Gefühl der Bereitschaft und der Erwartung bemerken. Während du dich umsiehst, kannst du einen besonderen Berg

14 «Entscheidungen stehen an»

bemerken. Er erhebt sich ganz in deiner Nähe. Wenn du seine Gipfel betrachtest, dann hast du das Gefühl einer erhabenen Klarheit.

Du entscheidest dich, auf diesen Berg zu stiegen. Zuerst gehst du durch Wälder. Du kannst den angenehmen Duft der Nadelbäume riechen, und du genießt die kühle, dunkle Atmosphäre des Waldes. An der Baumgrenze angekommen, betrittst du einen steilen Pfad. Du gehst bergauf und merkst die Anstrengungen des Kletterns in deinen Beinen.

Je höher du kommst, desto besser fühlst du dich; die Luft wird frischer und klarer, und es ist ganz still in dieser Höhe.

Ab und zu wirst du von einer Wolke eingehüllt. Dann siehst du ein paar Augenblicke nur weißen Nebel, der dich sanft einhüllt.

Nach einer Weile bist du aus den Wolken heraus, und du kannst den Himmel wieder sehen. Die Atmosphäre ist ganz klar, die Farben der Felsen und des Himmels leuchten und die Sonne strahlt.

Schon ganz in der Nähe des Berggipfels spürst du die Höhe, die du erreicht hast. Du machst eine Pause und schaust dich um. Du kannst andere Gipfel sehen und auch das Tal, von dem du aufgestiegen bist.

Nun bist du ganz oben auf dem Berg, und du entdeckst ein weites Plateau. Hier herrscht vollständiges Schweigen. Der Himmel ist tiefblau. In einigem Abstand kannst du jemanden sehen. Beim Näherkommen spürst du, dass dies ein weiser und gütiger Mensch ist, der dir gut zuhören kann und der dir sagen wird, was du wissen möchtest.

Zuerst siehst du diese Person vielleicht etwas undeutlich, aber mit der Zeit gewinnt sie ganz deutliche Konturen. Nun habt ihr einander bemerkt. Langsam geht ihr beide aufeinander zu. Je näher du dieser Person kommst, desto mehr spürst du Freude und innere Stärke. Du schaust in das Gesicht dieser weisen Person und bemerkst ihr strahlendes Lächeln. Du spürst die Ausstrahlung von Wärme und Zuneigung.

Jetzt, wo ihr euch von Angesicht zu Angesicht gegenübersteht, schaust du in die Augen dieser weisen Person.

Vielleicht setzt ihr euch hin, vielleicht geht ihr miteinander auf einen Spaziergang über das weite Plateau. Du spürst, dass du über alles sprechen kannst, über jede Schwierigkeit in deinem Leben. Und du kannst die Frage stellen, die dich momentan stark beschäftigt.

Und dann kannst du schweigend und aufmerksam hören, was die weise Person dir antwortet. Vielleicht drückt sie sich auch auf andere Weise aus. Wenn ihr einander gut versteht und es in deine innere Situation passt, dann könnt ihr auch einen richtigen Dialog miteinander führen.

Nun ist es Zeit, dass du diesen Platz und die weise Person wieder verlässt. Du kannst dich auf deine Weise verabschieden und, wenn du Lust hast, dich für einen späteren Zeitpunkt wieder verabreden. Du kannst alle Erfahrungen von diesem Ausflug ins Hochgebirge sorgfältig in dir aufbewahren, um auf sie später zurückgreifen zu können.

Nun sieh, wie du geschickt und sicher den Rückweg antrittst und von der Höhe wieder zurück ins Tal wanderst. Über die Felsen, den schmalen Bergweg, durch den Wald hindurch, bis hinab ins Tal. Sag auch dem Tal Adieu und der Natur, in der du zu Gast warst, und komm mit deinem Bewusstsein wieder hierher zurück, erfrischt und wach.

Mit wachem Bewusstsein stellen Sie sich jetzt folgende Fragen:

- Was könnte die Botschaft der weisen Person für den Alltag bedeuten?
- Welche Möglichkeit gibt es, diese Botschaft in den Alltag mitzunehmen?

14.2 «Meine Lebenslinie»

Situation
Während des Heilungs- und Genesungsprozesses tauchen oftmals auch «Sinn-Fragen» auf. Es geht also nicht mehr nur darum, gesund zu werden, sondern Menschen spüren deutlich, dass es auch wichtig ist, ihrem Leben eine neue Richtung zu geben.

Die folgende Übung (am besten mit Begleitung einer vertrauten Person oder eines Coaches durchführen) greift dieses Anliegen auf und fokussiert Schritte, die für ein erfülltes Leben oder ein anderes bedeutendes Anliegen wichtig sind (vgl. Lauterbach 2011, S. 65–74).

Ziele
- Den bisherigen Lebensweg, d. h. die Vergangenheit, in den Blick nehmen.
- Den möglichen zukünftigen Lebensweg, bzw. ein wichtiges Anliegen, durch «Intuition» und «inneres Hören» entstehen lassen.

Ablauf
- Suchen Sie sich einen Raum aus, in dem Sie eine Linie von ca. 4–5 m mit einem Klebeband oder einem Seil legen können.
- Markieren Sie auf der Linie die Gegenwart so, dass zwischen 10–20 % die Vergangenheit, der übrige Teil die Zukunft darstellen.
- Bestimmen Sie das Thema näher, das Sie bearbeiten wollen, z. B. eine Neuausrichtung Ihrer privaten und beruflichen Entwicklung, das Angehen neuer Ziele, die Verbesserung Ihrer Work-Life-Balance.

- Bestimmen Sie einen Zukunftszeitraum, den Sie betrachten wollen. Es können 2, 5 oder 10 Jahre sein, zwei Jahrzehnte oder die verbleibende Zeit bis zum mutmaßlichen Lebensende. Sind die Zeiträume kürzer, erhält man eher konkretere Ergebnisse für die Arbeit.
- Sammeln Sie wichtige Etappen, die schon heute bekannt sind und die für den zukünftigen Lebensweg wichtig sein werden und eine existenzielle und/oder emotionale Bedeutung haben, z. B. das Verlassen des Elternhauses durch die Kinder, der Beginn der Rente… So kann die Lebenslinie auch mit Jahreszahlen versehen werden. Diese werden auf Moderationskarten geschrieben und an die Lebenslinie gelegt.
- Stellen Sie sich jetzt auf den Platz der Gegenwart, horchen Sie in sich hinein und nehmen Sie das Besondere an der jetzigen Situation wahr. Nehmen Sie sich Zeit, an diesem Punkt auf Fragen einzugehen, die für Ihre Zukunft wichtig sein können, z. B.:
  – Was aus Ihrer Geschichte mit den vielen Ereignissen, den Menschen oder wichtigen Entscheidungen ist heute für Ihre weitere Lebenslinie von Bedeutung?
  – Was ist eher förderlich, was hinderlich für den weiteren Weg?
- Sie können sich auch umdrehen und in die Vergangenheit blicken und sich Ihre Ressourcen vergegenwärtigen. Welche Menschen tauchen auf, welche Fähigkeiten haben Sie immer wieder genutzt, welche Werte waren Ihnen wichtig, welche Orte haben Ihnen gutgetan?
- Sie gehen jetzt in Ihre Zukunft hinein. Gehen Sie langsam, «horchend und spürend» der Lebenslinie entlang bis zu dem Ort, der mit Ihrem Anliegen verbunden ist und ihn zeitlich markiert.
- Bleiben Sie bei Ihrem Zukunftsort stehen und schauen Sie nach, welche wichtigen Aktivitäten Sie hierhin gebracht haben: Entscheidungen, die Sie getroffen haben, Menschen, die Sie unterstützt haben, Hindernisse, die Sie überwunden haben usw.
- Nehmen Sie sich jetzt Zeit, Ihre Zukunft an dem Ort, an dem Sie stehen, näher anzuschauen. Stellen Sie sich vor, es ist Ihnen gelungen, Ihr Herzensanliegen zu erreichen.
  – Wie sieht Ihr Leben an diesem Ort im Jahr 20… aus?
  – Was ist auf dem Weg hierhin passiert, das Sie mit Stolz und Freude erfüllt?
  – Wie sehen Sie jetzt aus? Was machen Sie konkret, wo leben Sie…?
  – Wie blicken Sie auf die Zeit zurück, die hinter Ihnen liegt?

- Versetzen Sie sich von Ihrem jetzigen Platz in die Situation, dass Sie in die Vergangenheit blicken und überlegen: Was würden Sie dem Menschen, der jetzt hinten auf der Lebenslinie beim heutigen Tage steht, raten?...
- Kehren Sie jetzt wieder aus Ihrer Zukunftsposition in die Gegenwart zurück. Schauen Sie sich die gesamte Lebenslinie an und nehmen Sie dieses Bild in sich auf.

» Tipp
Es ist sehr hilfreich, ein Foto von der Lebenslinie mit den entsprechenden Etappen und den darauf liegenden Moderationskarten zu machen. Dazu ist es natürlich wichtig, in diesem Prozess immer wieder wichtige Gedanken auf Moderationskarten zu notieren, sodass sich der Prozess überblicksmäßig nachvollziehen lässt.

14.3 Lebens- und Berufsplanung

Situation

Durch die einschneidende Erfahrung eines Burnouts oder einer Depression stellt sich bei vielen Menschen auch die Frage: «Wie soll es in meinem Beruf und/oder in meinem Leben weitergehen?»

Besonders für Menschen, die eine Kündigung erhalten haben, wird die Suche nach einem neuen Job eine wichtige Aufgabe. Gleichzeitig taucht auch bei Menschen, die noch in ungekündigter Position stehen die Frage auf: «Will ich an diesem Arbeitsplatz noch weiter bleiben?»

In beiden Fällen ist es auf jeden Fall wichtig, bei evtl. vorhandenen organisationalen Ursachen für die Erkrankung, genau zu schauen, welche Arbeitsbedingungen in Zukunft vermieden werden sollten, damit es nicht zu einer Wiederholung einer Erkrankung kommt.

Ziele
- In einer umfassenden «Schau» mögliche Optionen für die berufliche und persönliche Zukunft erarbeiten.

- Im Dialog mit einer Vertrauensperson (oder im Coaching) mögliche konkrete Optionen sammeln. Diese können dann sukzessive hinsichtlich ihrer Realisierbarkeit überprüft werden.

Ablauf
Mithilfe der folgenden Fragen (Formular dazu im Anhang 16.9.) werden verschiedene Dimensionen der beruflichen und privaten Zukunftsplanung erarbeitet.

- Bereich Arbeitsbedingungen
    - Offene Frage: Was sind für Sie gute Arbeitsbedingungen, d. h. unter welchen Umständen macht Ihre Arbeit Ihnen Freude und erfüllt Sie?
    - Welche «Lehren» bezüglich Arbeitsbedingungen ziehen Sie aus Ihrer aktuellen/vergangenen Tätigkeit?
    - Arbeiten Sie lieber in einem großen oder kleineren Betrieb?
    - Welche der folgenden Arbeitsbedingungen sind für Sie wichtig?
    Identifikation mit den Werten und den Produkten der Organisation
    Klare Strukturen, Funktionen und Aufgaben
    Teamarbeit oder eher «Einzelkämpfer»?
    Aktive Organisations- und Teamkultur: Teamgeist, Lernkultur, Respekt und Wertschätzung
    Empathischer und unterstützender Führungsstil des Vorgesetzten
    Büro/Arbeitsplatz im Unternehmen oder hauptsächlich Home Office bzw. Co-Working-Space?
    Großraumbüro oder Einzelbüro?
    Gut ausgestattete Räume und Technik: Schutz vor Lärm, Emissionen...
    ...
- Bereich Fähigkeiten
    - Welche besonderen Kompetenzen (Fach-, Selbst- und Sozialkompetenzen) haben Sie im Laufe Ihrer Berufstätigkeit erworben?
    - Was können Sie besser als Kollegen im gleichen Beruf – was geht Ihnen «leicht von der Hand»?
    - Auf welche Leistungen in Ihren vergangenen Berufsjahren sind Sie stolz? Welche Fähigkeiten zeigten Sie damals, die auch in Zukunft noch wichtig sind/sein können?

- Bereich Interessen
  - Gab es an Ihrem letzten Arbeitsplatz ein für Sie besonders spannendes Arbeitsfeld, in dem Sie gerne weiterhin tätig sein wollen?
  - Welche (Zukunfts-)Themen in Ihrem Beruf interessieren Sie (besonders)?
  - Welche Themen interessieren Sie über Ihren Beruf hinaus? Was wäre z. B. eine spannende Diskussion, die Sie gerne mit guten Freunden führen würden?
  - Welche Interessen sind Ihnen als junger Mensch wichtig gewesen? Sind diese noch aktuell?
- Bereich Lebensorientierung
  - Wie wichtig sind Ihnen konkrete Sinnerfahrungen in Ihrem Leben/an Ihrem Arbeitsplatz?
  - Soll durch Ihre Arbeit «Wertvolles» für die Gesellschaft/die Menschheit geschaffen werden?
  - Worin könnte das bestehen?
  - Was sind zentrale Werte und Normen, die Sie auf jeden Fall weiterhin leben möchten?
- Bereich Menschen – Arbeitskollegen
  - Mit welchen Menschen kommen Sie besonders gut aus?
  - Welche Menschen gehen Ihnen fürchterlich auf die Nerven?
  - Bevorzugen Sie geschlechtsgemischte Teams?
  - Legen Sie Wert darauf, dass Sie auch mit Arbeitskollegen außerhalb der Organisation Kontakt haben, z. B. im gemeinsamen Sport?
- Bereich Arbeitsort
  - Haben Sie bestimmte Vorlieben für einen Arbeitsort: Stadt, Land, Berge…?
  - Soll Ihr Arbeitsort gut an das öffentliche Verkehrsnetz angeschlossen sein?
  - Welche (Lebens-)Zeit wollen Sie für den Arbeitsweg aufwenden?
- Bereich Vergütung
  - Welches ist der Betrag, den Sie mindestens für Ihren Lebensunterhalt verdienen müssen?
  - Welches Gehalt sehen Sie aufgrund Ihrer Ausbildung und Erfahrung als angemessen an?

» Tipp
Es ist sehr hilfreich, bei diesen Fragen auch eine Vertrauensperson hinzuzuziehen, die Ihnen eigene Ideen und Vorstellungen präsentiert. Es geschieht nicht selten, dass durch diesen aktiven Dialog plötzlich neue, unerwartete Ideen auftauchen, die weitere Schritte und Klärungen ermöglichen.

14.4 Wohin soll es gehen? – Die Straße des Lebens

Situation
Es gibt immer wieder Situationen, in den Menschen zwar spüren, dass eine Veränderung «dran» ist, aber nicht genau wissen (wollen), worin diese Veränderung bestehen könnte.

Größere Veränderungen, die «anstehen», können z. B. in Fragen der Partnerschaft auftauchen, im Wechsel des Freundeskreises, in der Auseinandersetzung um einen neuen Job, in elementaren Sinnfragen usw.

Daher ist es immer eine Hilfe, mit geeigneten Mitteln «intuitiv» sich vor Augen zu führen, wohin der bisherige Weg führen würde, wenn man ihn weitergeht, oder in welche Gebiete ein anderer Weg führen kann (Abb. 14.1). Dieser andere Weg muss noch nicht konkret sein, sondern kann auch aus dem Unbewussten «entstehen».

Die Übung sollte in einer digitalen Aufnahme abgespielt werden.

Ziele
- Sich bewusst machen, wohin die Weiterführung des bisherigen Lebensweges führen könnte
- Aus dem Unbewussten einen Weg gehen, der Hinweise für eine Alternative geben könnte

Ablauf
Einstimmung: Jeder Mensch legt im Laufe seines Lebens eine bestimmte Wegstrecke zurück. Unser Lebensweg beginnt mit unserer Geburt – mit der

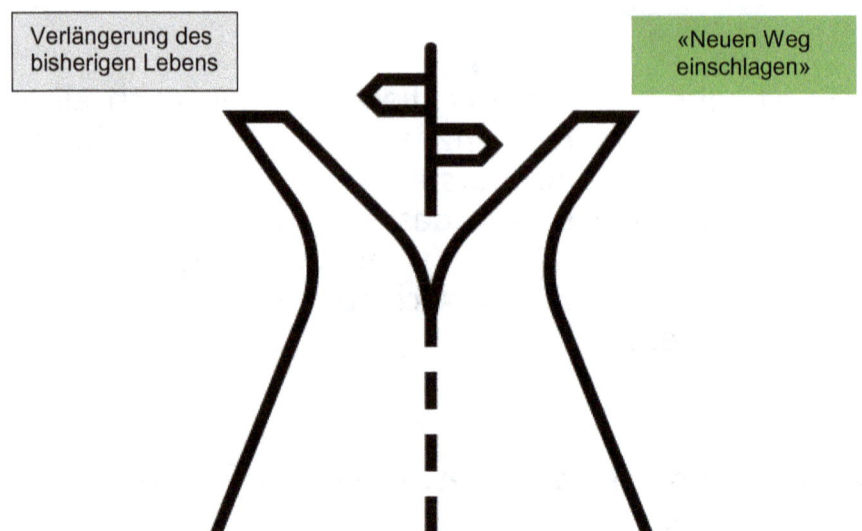

Abb. 14.1 Straße des Lebens

Jugendzeit müssen wir immer mehr lernen, unseren eigenen Weg zu finden, unseren eigenen Berufsweg, unseren Weg in Beziehungen, vielleicht auch unseren spirituellen Weg.

Oftmals stehen wir vor Entscheidungen oder in Situationen, wo wir nicht genau wissen, wie es weitergeht. Wir kommen mit rationalem, verstandesmäßigem Überlegen allein manchmal nicht weiter. Die Phantasiereise, zu der ich Sie einlade, kann eine Hilfe sein, einen Blick in die Zukunft zu werfen.

Geh allmählich mit deiner Aufmerksamkeit nach innen. Nimm dich in deinem Körper wahr, in deinen Gefühlen und deinen Gedanken. Stell dir nun vor, dass du die Straße deines Lebens bereist. Du gehst auf ihr entlang. Lass spontan ein Bild erscheinen, wie du auf dieser Straße gehst und erzähle mir, was du vor deinem inneren Auge siehst. Wie sieht die Umgebung aus? Vielleicht begegnet dir etwas. Wie fühlst du dich? Was passiert? (ca. 5–7 min hier verweilen)

Nach einer Weile kommst du an eine Gabelung. Eine Straße geht in der bisherigen Richtung weiter. Es ist also die Verlängerung deines bisherigen Lebens, nur geht es jetzt um die Zukunft, das zukünftige Leben. Biege zu dieser Straße ab und nimm wahr, wie dein Leben in der Zukunft ist, wenn du auf der bisherigen Straße bleibst. Was passiert auf dieser Straße? Wie fühlst du dich? Was begegnet dir darauf? (ca. 5 min)

Jetzt bitte ich dich, wieder zurück zur Gabelung zu kommen und den anderen Weg einzuschlagen. Wie sieht dein Leben in der Zukunft aus, wenn du den neuen Weg gehst? Was passiert auf dieser Straße? Wie fühlst du dich? Was begegnet dir darauf? (ca. 5 min)

Wenn es für dich stimmt, komm bitte mit deiner Aufmerksamkeit wieder hier in diesen Raum zurück, öffne die Augen, bewege dich und lass dir einen Moment Zeit, die Übung nachklingen zu lassen.

In der Auswertung geht es darum, die Erlebnisse näher zu betrachten:

- Was heißt es, das Leben weiterhin so zu leben?
- Was könnte es heißen, einen anderen Weg zu wählen? (ca. 20 min)

Erfahrungen

Die Bilder, die im Unbewussten entstehen, sind Momentaufnahmen. Sie sind wichtig, aber auch nicht «die Wahrheit», die es gleich umzusetzen gilt. Daher ist es wichtig, sie einerseits als wichtige Hinweise zu nehmen, andererseits aber auch offen und wach zu sein, ob es im Alltag Impulse oder Gelegenheiten gibt, den neuen Weg konkret einzuschlagen bzw. diesen Weg in einer möglichen Ausführung zu planen.

14.5 Entscheidungen treffen: Diamond of opposite

Situation

Es gibt viele Möglichkeiten, eine (Lebens- oder Berufsentscheidung) zu treffen. Ein sehr bewährter Weg – auch im Anschluss an die vorherige Übung zur Straße des Lebens – ist es, den «Diamond of opposite» (Abb. 14.2) auszuführen. Dafür ist es wichtig, zwei Alternativen zu formulieren und diese in den Entscheidungsprozess einzubringen.

Ein Beispiel dafür könnte z. B. sein: «Soll ich am bisherigen Arbeitsort verbleiben oder soll ich das neue Angebot der Firma xy annehmen? Was spricht für das Bisherige, was für das Neue?

Ziel

- Die Intensität eines vorhandenen neuen Wunsches, der in Ambivalenz zu etwas Bisherigem steht, erfahren.

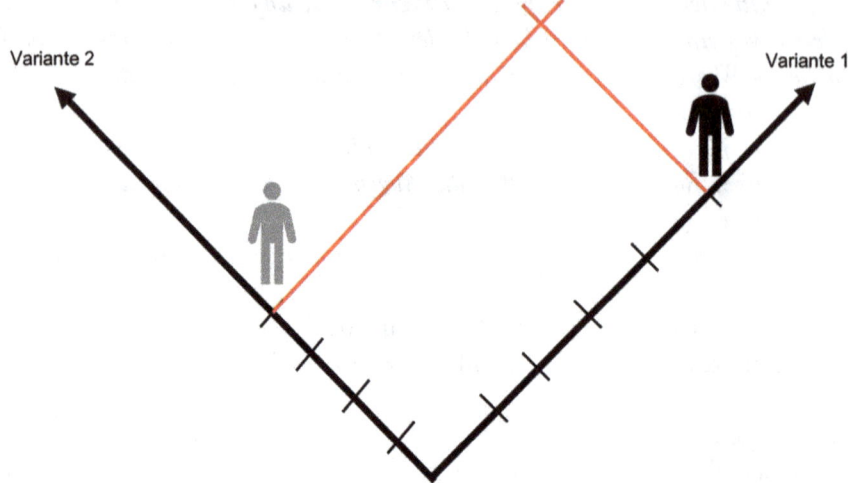

Abb. 14.2 „Diamond of opposite" mit den Schritten zu Variante 1 und 2

Anwendung

Es empfiehlt sich, diese Übung mithilfe eines Kollegen, der einen durch die Übung begleitet, durchzuführen.

1. Legen Sie in einem Winkel von 90° zwei Seile oder Tesakreppbänder aus. Die Länge sollte ca. 5 m betragen. Der Startpunkt ist 0 und die beiden Endpunkte sind A und B.
2. Bestimmen Sie die beiden Ambivalenzen, bzw. die Entscheidungsalternativen, die Sie treffen wollen, z. B.: Soll ich in der Firma xy bleiben oder das Angebot der neuen Firma annehmen?
3. Schreiben Sie auf je eine Moderationskarte für den Endpunkt A eine Alternative und die andere für den Endpunkt B auf und legen Sie die beiden Moderationskarten an die Endpunkte A bzw. B.
4. Legen Sie auch einen Platz außerhalb des Übungsfeldes fest, von dem Sie heraus später die ganze Übung noch einmal überblicken können.
5. Wählen Sie nun aus, mit welcher Seite Sie beginnen möchten. Gehen Sie nun von Punkt 0 in Richtung Punkt A (wenn Sie diese Seite als erste gewählt haben) einen so großen Schritt, wie die Intensität des Argumentes in diese Richtung sich Ihnen «anzeigt». Dabei können z. B. finanzielle Aspekte auftauchen, bisher unerfüllte Lebensträume, ein gutes Teamumfeld usw. Schreiben Sie auf Moderationskarten kurz

das entsprechende Argument auf und legen es an die Stelle, an der Sie jeweils innehalten. (Dies kann auch eine Vertrauensperson für Sie übernehmen.)
6. Am Ende der jeweiligen Variante legen Sie einen Gegenstand hin, der Ihnen die entsprechend zurückgelegte Wegstrecke signalisiert.
7. Anschließend wird der rechtwinklige Schnittpunkt der beiden Endpunkte bestimmt. Dies ergibt dann die aktuelle Entscheidungssituation. Es zeigt sich,
   a. ob der Schnittpunkt in Variante 1 oder 2 liegt und damit Variante 1 oder 2 infrage kommt oder
   b. ob noch keine Entscheidung «reif» ist, weil die Argumente für jede Alternative noch zu wenig sind, oder
   c. ob im Moment noch eine Ambivalenz da ist und keine Entscheidung getroffen werden kann, weil die Argumente für beide Varianten etwa gleich viele sind.
8. Zur Vertiefung und Bekräftigung der aktuellen Situation kann die Vertrauensperson mit Ihnen zu den einzelnen Plätzen gehen und Ihnen die dort genannten Argumente nochmals aufsagen. Vielleicht ergibt sich hier nochmals eine Korrektur.
9. Es ist auch möglich, die beiden Varianten aufeinander zu beziehen, z. B. in den Fragen: «Wenn Variante 1 infrage kommt, was hätte das für Auswirkungen für Sie? Gibt es Aspekte von Variante 2, die in Variante 1 für Sie wichtig wären?»
10. Am Schluss der Übung kann das aktuelle Bild (Abb. 14.3 – Formular dazu im Anhang 16.10.) fotografiert werden. Danach räumen Sie die Moderationskarten (evtl. auch Gegenstände) ab und «lösen damit den Diamond auf».
11. Es ist sehr empfehlenswert, keine direkt zu vollziehenden Entscheidungen aus dieser Übung abzuleiten, sondern sie als Indiz für die aktuelle Situation zu nehmen. «Schlafen Sie noch eine Nacht über dieses Ergebnis.» Gegebenenfalls kann die Übung mit einem zeitlichen Abstand nochmals wiederholt werden.
12. Bei «noch nicht reifer Entscheidung» bzw. bei einer Ambivalenz können in einem separaten Prozess die einzelnen Argumente nochmals genauer angeschaut werden, v. a. hinsichtlich ihrer Bedeutung. Eventuell kommen Sie dann in einer erneuten Durchführung zu einer eindeutigen Entscheidung für eine Variante.

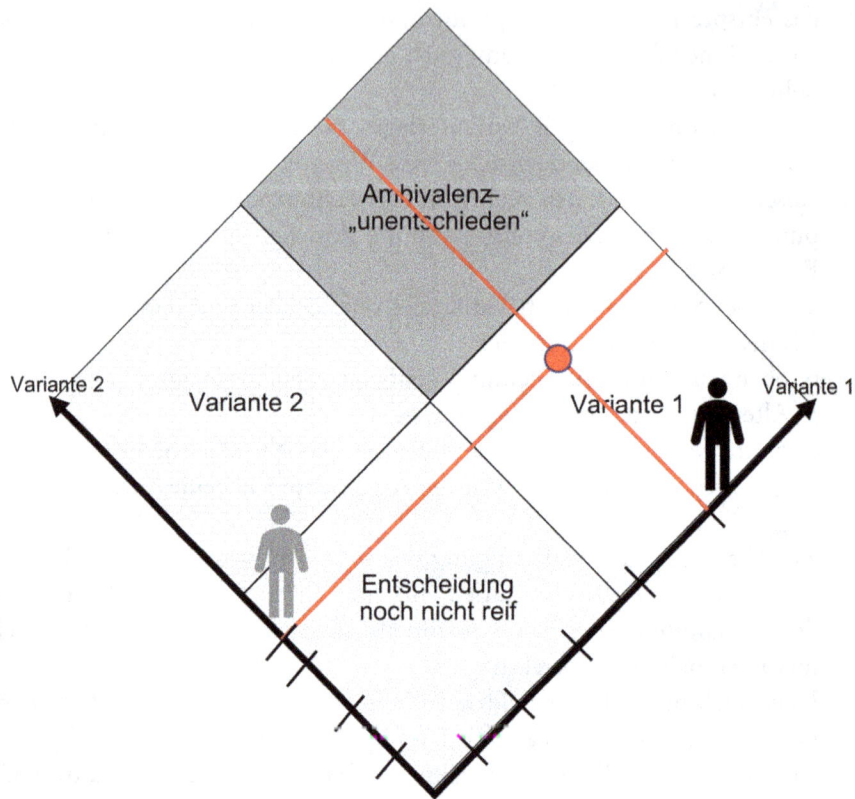

Abb. 14.3 Ergebnis eines „Diamond of opposite"

15

Besonderheiten von Führungskräften

Viele der in diesem Buch vorgestellten Überlegungen und Tools können auch für Führungskräfte in ihrem Prozess «Zurück ins Leben» wirkungsvoll eingesetzt werden. Gleichzeitig gibt es spezielle Herausforderungen, die zusätzlich in den Blick genommen werden müssen.

Die folgenden Ausführungen geben dazu einen ersten Hinweis. Aus der Beratungspraxis empfiehlt es sich, professionelle Hilfe bei einem erfahrenen Reha-Coach und/oder Organisationsberater in Anspruch zu nehmen.

15.1 Ursachensuche: personale und/oder organisationale Gründe

Eine erste «Spur», die für eine nachhaltige Genesung und eine gute Rückkehr an den Arbeitsplatz wichtig ist, umfasst die Suche nach den personalen und/oder organisationalen Gründen für ein Burnout/eine Depression. In der Realität ist es so, dass beide Komponenten immer wieder eine Rolle spielen, sodass es meist kein «entweder – oder», sondern ein «und» ist.

Daher empfiehlt es sich für Sie als Führungskraft, die Ausführungen in diesem Buch zu den personalen Ursachen sehr konsequent umzusetzen. Besonders wichtig ist es, nicht gleich nach einem Klinikaufenthalt wieder mit 100 % einzusteigen, sondern das Arbeitspensum sehr behutsam zu steigern. Es empfiehlt sich auch, zunächst über einen Zeitraum von 3–4 Wochen mit 25 % zu beginnen und dies dann mit je 25 %

kontinuierlich zu steigern. Andernfalls ist die Gefahr groß, wieder in die «Hamsterradfalle» hineinzugeraten.

Die organisationalen Gründe können eine große Fülle umfassen. Deshalb empfehle ich, vertiefend mein Buch «Stress und Burnout in Organisationen» (Scherrmann 2015) zu Rate zu ziehen, besonders die Kap. 7, 9 und 14.

Aus der Beratungspraxis lassen sich ein paar Schwerpunkte identifizieren, die gehäuft immer wieder auftauchen und die hier kurz skizziert werden sollen:

15.1.1 Zeitmanagement

Es gibt kaum eine Führungskraft, die mit ihrem Zeitmanagement nicht «im Clinch» liegt. Dabei zeigen sich zwei Faktoren: Einerseits fehlt vielen die konsequente Anwendung des Zeitmanagements mit Aufgabenplanung, Prioritätensetzung, Delegation oder Pufferzeiten. Andererseits kann das nicht gelingende Zeitmanagement auch ein Symptom für tiefer gehende Gründe sein, z. B. eine zu große Aufgabenfülle, unklare Kompetenzen und Verantwortungsbereiche der Mitarbeiter, Verunsicherungen und Krisen im Unternehmen aufgrund der heiklen Marktsituation usw. Deshalb genügt es nicht, «nur» das Zeitmanagement «in den Griff zu kriegen»; es gilt auch, die tieferen Ursachen genauer anzuschauen und ggf. zu verändern. Dazu helfen die Ausführungen zu den organisationalen Ursachen in diesem Buch oder die vertiefende Darstellung im o. a. Buch «Stress und Burnout in Organisationen».

15.1.2 Delegation

Viele Führungskräfte glauben (immer) noch, zu vieles selbst erledigen zu müssen. Sie versäumen einerseits, Aufgaben, die andere erledigen können, zu delegieren, andererseits scheuen sie sich auch davor, z. B. die Stabsstelle einer «Leitungsassistenz» o. Ä. einzurichten, um sich auf die wirklich wichtigen Aufgaben konzentrieren zu können.

Die Schwierigkeit, die sich vielen stellt, ist die Einschätzung, inwieweit Mitarbeiter in der Lage sind, delegierte Aufgaben auch zur Zufriedenheit auszuführen. Dabei lohnt es sich, auch das eigene «Mindset» zu hinterfragen: Bin ich mit 80 % «meiner» Ausführungsqualität, die der Mitarbeiter zeigt, zufrieden oder muss es 100 % sein? Für die restlichen 20 % wird oftmals viel Energie und Zeit aufgewandt, sodass dies ein enormes Potenzial der Kräfteeinsparung ergibt.

Grundsätzlich kann man *4 Stufen der Delegation* unterscheiden:

Stufe 1: Nur ich kann die Aufgabe x tun – nur ich allein habe dazu die Fähigkeiten und Kompetenzen.
Stufe 2: Ich sollte die Aufgabe x tun und bitte einen kompetenten Mitarbeiter um Unterstützung.
Stufe 3: Ich delegiere die Aufgabe x an Mitarbeiter, weil sie diese erfüllen können.
Stufe 4: Ich delegiere die Aufgabe x an Mitarbeiter und unterstütze, wenn es notwendig ist.

In der *Ausführung einer Delegation* sind folgende Punkte wichtig und zu berücksichtigen.

1. Bestimmung der Aufgabe: Was, wie, warum, (bis) wann soll x gemacht werden?
2. Kompetenzen: Welche fachliche, methodische, persönliche oder Teamkompetenz braucht der Mitarbeiter dafür?
3. Ressourcen: Welche finanziellen oder personellen Mittel stehen zur Verfügung?
4. Ergebnis: Wie soll in einer groben Skizzierung das gewünschte Ergebnis aussehen?
5. Kommunikation: Wer muss alles wann und wie über die Delegation und die spätere Erfüllung der Aufgabe informiert werden?

15.1.3 Unklare Position und unklare Funktionen und Aufgaben

Vor allem in kleineren Betrieben oder in Unternehmen, die sich in einer Umstrukturierung befinden, werden Führungskräfte an fehlender Klarheit bezüglich ihrer Position in der Organisation, den Zielen der Stelle, den damit verbundenen Funktionen und Aufgaben sowie den Kompetenzen und der Verantwortung «aufgerieben».

Deshalb ist es wichtig, diese einzelnen Punkte sehr sorgfältig zu klären:

- Die *Position* ist im Organigramm enthalten mit klaren Über- oder Unterordnungen, z. B. dem direkten Vorgesetzten, untergeordneten Stellen, die zu übernehmenden Stellvertretungen, die Stellvertretung bei Abwesenheit sowie die Zusammenarbeit und die Schnittstellen.

- Die *Ziele der Stelle* umfassen das Hauptziel und den Beitrag zu den Organisationszielen.
- Die *Funktionen und Aufgaben* unterteilen sich meist in Haupt- und Nebenfunktionen mit den entsprechenden Aufgaben.
- In den *Kompetenzen und Verantwortungen* wird Folgendes geregelt:
  - *Kompetenzen*: Was bearbeitet der Stelleninhaber persönlich, in eigener Entscheidung und Verantwortung? Man unterscheidet hier in: Ausführung, Mitsprache, Entscheidung, Weisung, Controlling und Informationskompetenz.
  - *Verantwortung*: Wo übt der Stelleninhaber *Führungsverantwortung* aus, z. B. als Teamleitung, Projekt- oder Filialleiter? Wo hat er *Ausführungsverantwortung* als Mitarbeiter oder als Delegierter?

15.1.4 Mängel in der Teamführung und Kommunikation

Sehr häufig taucht es in der Beratungspraxis auf, dass die Führung eines Teams sehr viele Ressourcen der Führungskraft in Anspruch nimmt und bindet. Eine gute Vorbereitung auf eine Sitzung, die Beteiligung möglichst vieler an der Ideen- und Entscheidungsfindung, eine effiziente und straffe Führung von Teamsitzungen sind nur einige Hinweise, die es aufzugreifen gilt.

Auch hier kann der Austausch mit einem erfahrenen Organisationsberater, der unter Umständen auch eine teilnehmende Beobachtung bei einer Teamsitzung macht und daraufhin Rückmeldung zu Verbesserungsvorschlägen macht, eine große Hilfe sein.

Ähnliches gilt für die Kommunikation. Häufig ist der Satz: „Wir wollen eine bessere Kommunikation in unserem Team" nicht sehr präzise, sondern kann sehr unterschiedliche Aspekte beinhalten. Es wird v. a. nicht differenziert in Information und Kommunikation.

Informationen sind primär Auskünfte, Mitteilungen oder Benachrichtigungen an Mitarbeiter nach dem Muster: Sender → Kanal → Empfänger.

Fragen zum Informationsfluss sind z. B.:

- Gebe ich ausreichende Informationen, die meine Mitarbeiter für ihre Aufgabe/n brauchen? Erhalte ich selbst ausreichende Informationen für meine Aufgabe(n)?
- Inwieweit bin ich auch in den informellen Informationsfluss eingebunden?

- Fließen auch Informationen über die rein arbeitstechnischen Belange hinaus, z. B. Stimmungsbilder, Meinungsbilder?

Kommunikation ist ein wechselseitiger «Dialog» zwischen Sender und Empfänger über einen bestimmten Kanal. Hier kommt es in der Praxis vor, dass folgende Punkte verbessert werden können.

- Sind die Kommunikationsformen, z. B. schriftlich (Konzept, Präsentation, Arbeitspapier…), unstrukturiert mündlich (in einer Sitzung) oder strukturiert mündlich (Präsentation) für das jeweilige Thema geeignet?
- Sind die Kommunikationsgefäße förderlich: Gespräch/Sitzung, Mail, TEAMS-Chat, Telefon?
- Ist der Kommunikationsstil wertschätzend, sachlich, respektvoll oder verständlich?
- Sind die Kommunikationsarten klar: Ich-Du-Botschaften, aktives Zuhören, Feedback, konstruktive Kritik, verbale-nonverbale Kommunikation?
- Sind die Kommunikationsmuster förderlich oder destruktiv: Machtausübung, Werbung (Erotik), Konkurrenz, Partnerschaft?

15.1.5 Konflikte in der Organisation

Mitunter können Konflikte in einer Organisation sehr belastend sein. Dies gilt besonders für Führungskräfte, die sich in einer Sandwich-Position (z. B. zwischen Unternehmensspitze und Mitarbeitern) befinden. Eine erste Hilfe für die eigene Klärung (Worum geht es eigentlich?) ist die Unterscheidung nach Konfliktarten. Hiermit kann die Auseinandersetzung oftmals versachlicht werden.

Folgende Unterscheidungen helfen, einen Konflikt zu «sortieren»:

- Zielkonflikte
- Mittel-/Sachkonflikte: Man ist sich nicht einig, mit welchen Mitteln man ein Ziel erreichen will.
- Strategisch-prinzipielle Konflikte, z. B. zur zukünftigen Strategie, zu Änderungen in der Aufbauorganisation.
- Organisationale Konflikte: Uneinigkeit über Funktionen, Aufgaben oder Verantwortungen.
- Beziehungskonflikte, z. B. unvereinbare Eigenschaften/Verhaltensweisen von zwei oder mehr Personen. Koalition 2 gegen 1, Bevorteilung eines Teammitglieds mit Ausschluss des anderen.

15.2 «Die Organisation im Blick»

Eigentümer oder CEOs von Unternehmen sollten sich bei eigener Überlastung und/oder großen Erschütterungen in der Umwelt (Markt, Mitbewerber, Politik, Gesellschaft) immer wieder damit auseinandersetzen, welche Veränderungen sie im Ganzen ihres Unternehmens vornehmen können. Das folgende Modell (Abb. 15.1) ist sowohl CEOs als auch von Burnout/Depression Betroffenen in einer akuten Phase oder im Rückkehrprozess eine Orientierungshilfe.

Im Coaching oder der Organisationsberatung tauchen immer wieder Defizite in den nachfolgenden Bereichen auf. Diese (idealerweise mit einem kompetenten Team) anzugehen, kann eine große Entlastung sowohl für die Unternehmensspitze, die Führungskräfte als auch die Mitarbeiter bedeuten.

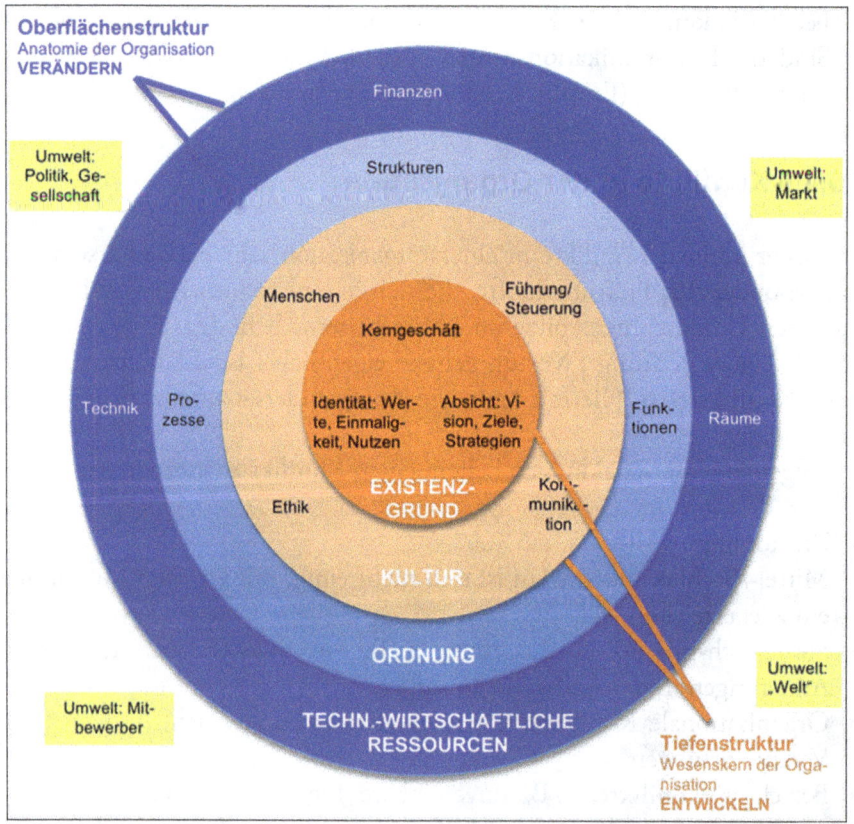

Abb. 15.1 Organisationsmodell der systemischen Organisationsentwicklung nach Häfele (2009, S. 50)

Existenzgrund der Organisation
- Kerngeschäft: Ist das Kerngeschäft zukunftsfähig?
- Identität: Sind die Werte, die Einmaligkeit oder der Nutzen sichtbar?
- Absicht: Was sind die Visionen, Ziele und die dafür notwendigen Strategien?

Kultur der Organisation
- Menschen
  - Ist man personell zu schwach aufgestellt?
  - Fehlt es an gegenseitiger Unterstützung und Interesse füreinander?
  - Kann in der Ausbildung etwas verbessert werden?
  - Gibt es eine zu geringe Fürsorge und fehlende Unterstützung?
  - Ist die Ausbildung für die Arbeit nicht ausreichend?
- Führung/Steuerung
  - Braucht es Anpassungen im Führungsverhalten, z. B. mehr Information und Kommunikation, Delegation oder Controlling?
  - Zeigt man Interesse für die «Nöte» der Belegschaft?

Ordnung der Organisation
- Strukturen
  - Ist das Unternehmen zu schnell gewachsen und in der Struktur zu unübersichtlich?
  - Ist eine kleinkarierte bürokratische Kontrolle installiert?
  - Fehlt den Mitarbeitern Autonomie und Entscheidungsfreiheit?
- Funktionen
  - Ist die Arbeitsmenge und Arbeitszeit zu groß?
  - Sind Ziele zu wenig klar kommuniziert?
  - Raubt Verwaltungsarbeit oder mangelhafte Arbeitsorganisation zu viel Energie?
- Prozesse
  - Werden Prozesse kontinuierlich verbessert?
  - Herrscht ein zu hoher Leistungsdruck?
  - Sind Anpassungs- und Umstrukturierungsprozesse geschickt aufgegleist, d. h. mit Zeiten der Veränderung und nachfolgender Konsolidierung?

Technisch-wirtschaftliche Ausstattung
- Finanzen
  - Ist die finanzielle Lage prekär? Droht Personalabbau mit entsprechenden Verunsicherungen?
  - Ist eine Kürzung des Budgets zu erwarten oder schon erfolgt?

- Technik: Sind technische Innovationen unbedingt nötig?
- Sind die Räume anders zu gestalten, um effektiver und effizienter zu arbeiten?

15.3 Weitere Themen

Es gibt eine Reihe von Themen, die in der Beratungspraxis immer wieder auftauchen. Dazu zählt z. B. die Frage nach der Kommunikation eines Burnout/einer Depression gegenüber den Mitarbeitern und Kunden.

Bei beiden Gruppen macht es keinen Sinn, die Realität zu beschönigen, sondern offen und ehrlich zu kommunizieren. Dabei geht es nicht darum, persönliche Details auszuplaudern oder die Ursachen episch auszuführen. Für Stakeholder ist es wichtig zu wissen, ob sie sich jetzt auf Sie als Führungskraft verlassen können und Sie aus den negativen Erfahrungen die entsprechenden Schlüsse gezogen haben.

Selbstverständlich ist es möglich, einem vertrauten Mitarbeiter oder Kunden Näheres über den eigenen Prozess und den «Weg zurück ins Leben» im Gespräch mitzuteilen. In der Regel darf man viel Verständnis erwarten, weil – besonders in anspruchsvollen Führungspositionen – schon viele die Erfahrung gemacht haben, «am Anschlag zu sein», das Steuer aber noch rechtzeitig rumreißen konnten.

Eine weitere belastende Situation kann insbesondere für Eigentümer von kleine(re)n und mittleren Unternehmen (KMU) auftreten. Sie spüren eine starke Verantwortung für ihre Mitarbeiter, stehen auch evtl. unter finanziellem Druck und sehen nicht in eine rosige Zukunft.

Hier ist es unerlässlich, sich externe Hilfe zu holen, um sowohl persönlich als auch für das Unternehmen einen «Plan B» zu erarbeiten.

Teil V
Materialien

16

Anhänge

16.1 Anhang: Fragebogen: Was brachte mich ins Burnout – in die Depression?

Hinweise zum Ausfüllen
- Das Ziel des Fragebogens ist es, Hinweise über Burnout und/oder Depression auslösende Faktoren bei Ihnen und in Ihrer Organisation/Ihrem Unternehmen zu erhalten.
- Bitte füllen Sie den Fragebogen vollständig aus.
- Die Fragen beziehen sich auf den **Zeitraum der letzten 6 Monate bis heute**.

	Trifft nicht zu	*Trifft eher nicht zu*	*Trifft eher zu*	*Trifft zu*
[1] Fokus: Persönliche Befindlichkeit				
Ich bin öfters gereizt, weil mir alles zu viel wird.				
Ich habe keine Freude mehr an meiner Arbeit.				
Ich fühle mich an meinem Arbeitsplatz allein gelassen und bisweilen einsam.				
Ich engagiere mich in meiner Organisation sehr stark und bin niedergeschlagen, wenn ich die entsprechende Anerkennung nicht erhalte.				
Die Arbeit macht keinen Sinn mehr für mich; ich fühle mich innerlich leer.				
Ich bin in der Vergangenheit auch krank zur Arbeit gegangen.				
Ich schlafe nicht gut.				
Ich nehme Schlaf- oder Beruhigungsmittel.				
Ich trinke manchmal zu viel Alkohol.				
Ich mache zu wenig Pausen.				
Ich bewege mich zu wenig.				
Ich bin stark durch Perfektionismus, nicht NEIN sagen können, alles selbst machen… getrieben				
Ich habe grosse Belastungen in meiner Familie: Kinder, Partner*in, kranke Eltern…				
Ich mache zuviel in meiner Freizeit (Vereine, Hobbies), so dass ich mich kaum erhole.				
Ich treibe zu wenig Sport.				
Ich wende in der Freizeit kaum Entspannungstechniken an.				
Ich habe kein Hobby, das mich neben der Arbeit erfüllt.				

	Trifft nicht zu	Trifft eher nicht zu	Trifft eher zu	Trifft zu
[2] Fokus: Organisation				
a) Kultur der Organisation				
Es herrscht ein Klima von Vertrauen, Wertschätzung und Aufrichtigkeit.				
Mitarbeiter erhalten Fürsorge und Unterstützung (auch in herausfordernden persönlichen Lebenssituationen).				
b) Führung bzw. Steuerung				
Die (unmittelbaren) Führungskräfte unterstützen die Arbeit durch gute Führungskompetenz.				
Die Erwartungen an die Mitarbeiter sind richtig gesteckt bzw. es gibt keine unsinnigen Ziele.				
c) Kommunikation				
Die Kommunikation geschieht in gegenseitiger Wertschätzung.				
Das Miteinander in der Organisation ist von Kooperation geprägt.				
Konflikte werden ausgetragen.				
d) Ordnung				
Die Gesamtstruktur ist derzeit hinderlich.				
Es fehlen Autonomie und Entscheidungsfreiheit.				
e) Funktionen (Verantwortung, Rolle, Aufgaben, Kompetenzen)				
Funktionen und Aufgaben sind nicht klar definiert und mit Kompetenzen ausgestattet.				
Die Rolle ist nicht geklärt.				

	Trifft nicht zu	Trifft eher nicht zu	Trifft eher zu	Trifft zu
f) Prozesse (Abläufe und Verfahren)				
Die Abläufe sind schlecht. Es gibt immer wieder Engpässe.				
Es werden zu häufig Veränderungsprozesse initiiert.				

	Trifft nicht zu	Trifft eher nicht zu	Trifft eher zu	Trifft zu
g) Technische und wirtschaftliche Ausstattung				
Die derzeitige finanzielle Situation ist belastend.				
Es wird Personal abgebaut.				
Budgets werden gekürzt.				
Es fehlen wichtige Arbeitsmittel.				
Der Zustand der Räume ist schlecht.				

[3] Fokus: Umgang mit Kunden – Klienten…				
Die Arbeit mit den Kunden oder Klienten macht mir grundsätzlich Freude.				
Ich habe ausreichend Ressourcen (Zeit, Räume, Arbeitsmittel), um die Arbeit mit meinen Kunden bzw. Klienten gut zu erfüllen.				

[4] Fokus: Arbeitsbedingungen				
Die Arbeit ist körperlich anstrengend.				
Die Arbeit ist psychisch belastend.				
Die Arbeit hat geringe Sinnerfüllung.				
Die Arbeit überfordert oder unterfordert in der Arbeitsmenge bzw. der dafür zur Verfügung stehenden Zeit.				
Viele Aufgaben sind nicht planbar.				
Dem Mitarbeiter wird zu viel Verantwortung übertragen.				
Es fehlt eine Einarbeitung der Mitarbeiter.				
Die Arbeit ist einseitig bzw. monoton.				
Es fehlt Unterstützung am Arbeitsplatz.				

	Trifft nicht zu	Trifft eher nicht zu	Trifft eher zu	Trifft zu
Es fehlen Handlungs-, Entscheidungs- und Kontrollspielraum.				
Die Arbeitszeit ist zu lang – es gibt immer wieder Überstunden.				
Es herrscht permanenter Zeitdruck und es gibt zu wenig Pausen.				
Die Arbeit wird oft durch Störungen unterbrochen.				

	Trifft nicht zu	Trifft eher nicht zu	Trifft eher zu	Trifft zu
[5] Fokus: Team – Gruppe				
Das Verhältnis zu den Kollegen ist gut. Es gibt wenige Spannungen.				
Die Team- bzw. Gruppenmitglieder sind für ihre Tätigkeit motiviert.				
Die Mitglieder unterstützen sich gegenseitig.				
Anerkennung, Wertschätzung und Lob werden gegenseitig ausgesprochen.				
Erfahrungen von Mitarbeitern werden im Team geschätzt.				
Es gibt Raum, eigene besondere Fähigkeiten in das Team einzubringen.				
Die Personalsituation ist für die anstehenden Aufgaben ausreichend.				
Bei Schwierigkeiten können wir uns gegenseitig aufeinander verlassen.				
Die Kommunikation innerhalb unseres Teams bzw. der Gruppe ist gut.				

16.2 Anhang: Wochenplanung «Zurück ins Leben»: Montag, ___ bis Samstag, ___

2. Anhang: Wochenplanung «Zurück ins Leben»: Montag, ___ bis Samstag, ___

	Montag	Dienstag	Mittwoch	Donnerstag	Freitag	Samstag
8:00						
8:30						
9:00						
9:30						
10:00						
10:30						
11:00						
11:30						
12:00						
12:30						
13:00						
13:30						
14:00						
14:30						
15:00						
15:30						
16:00						
16:30						
17:00						
17:30						
18:00						
18:30						
19:00						
19:30						
20:00						

Bereiche

Therapien und Beratungen	Kontakte und Gespräche	Bewegung und Sport bzw. Übungen aus Klinikaufenthalt	„Stille Zeiten"
• (Haus-)Arzt, Spezialarzt • Physiotherapie, Medizinische Massage bzw. körperorientierte Therapien (z.B. Shiatsu…) • Psychotherapie • Reha-Coaching • Besuch Fitnesscenters o.ä • …	• Care-Management Krankenkasse • Invaliditätsversicherung • andere soziale Institutionen • Arbeitgeber • …	• Yoga • Progressive Muskelrelaxation PMR • Atemübungen • Entspannungsübungen • Nordic Walking, Wandern • Joggen • …	• Innehalten und reflektieren: „Liebende Aufmerksamkeit" • Tagebuchnotizen anfertigen • Inspirierende(s) Buch/Bücher lesen • …

16.3 Anhang: Arbeitsblatt: Personale und organisationale Belastungsfaktoren

Notwendige Veränderungen	Dringend und wichtig	wichtig
1) Fokus: Persönliche Befindlichkeit		
2) Fokus: Organisation		
a) Kultur		
b) Führung bzw. Steuerung		
c) Kommunikation		
d) Ordnung		
e) Funktionen/Verantwortung		
f) Prozesse (Abläufe und Verfahren)		
g) Technische und wirtschaftliche Ausstattung		
3) Fokus: Umgang mit Kunden —Klienten		
4) Fokus: Arbeitsbedingungen		
5) Fokus: Team —Gruppe		

16.4 Anhang: «Tagebuch der liebenden Aufmerksamkeit» vgl. Kap. 12.2

Hinweis: Sie können die einzelnen Blätter sammeln und sich so ein «Tagebuch der liebenden Aufmerksamkeit (vgl. Kapitel 16.) gestalten. Wichtige Erfahrungen und Hinweise zur Bewältigung kritischer Situationen können Sie auch bewusst mit einem Textmarker kennzeichnen.

Wichtige Arbeiten, die ich heute erledigt habe: ✓	
Wichtige Begegnungen mit Kollegen oder Vorgesetzten: 👩 👨	
Schöne Momente, die ich heute erlebt habe: am Arbeitsplatz, in Meetings… 🙂	
Herausforderungen, die ich bewältigt habe: am Arbeitsplatz, mit Kollegen, in Meetings… ↗	
Diese Veränderungen sollte ich im weiteren Tagesverlauf oder am nächsten Tag angehen: ⇨	Was? Wie? Wo? Wann?

16.5 Anhang: Checkliste Rückkehr an Arbeitsplatz – Gespräch mit Vorgesetztem

- Planen Sie genügend Zeit (ca. 1–1.5 Stunden) für das Gespräch ein.
- Nehmen Sie Kontakt per Telefon oder E-Mail auf und geben Sie auch schon erste Infos zu ihren Gesprächsthemen: Aktuelle Situation im Krankheitsverlauf – Einschätzungen zur Arbeitsfähigkeit – Vereinbarung wichtiger Schritte zur Wiederaufnahme der Arbeitstätigkeit.
- Bereiten Sie sich (am besten schriftlich) mit Hilfe der folgenden Punkte auf das Gespräch vor.

1) Ihre gesundheitliche Verfassung – was hat geholfen, «wieder auf die Beine zu kommen»

2) Wie sieht aus ärztlicher bzw. psychotherapeutischer Sicht die weitere Behandlung (auch während des Einstiegs in die Arbeitstätigkeit) aus?

3) Bei vorhandenen organisationalen Auslösefaktoren für Ihr Burnout: Was waren sehr belastende Faktoren?

4) Wichtige Empfehlungen des Arztes/Psychotherapeuten für die Rückkehr an den Arbeitsplatz:

5) Wünsche bzw. Infos für den Prozess der Wiedereingliederung:

   a) Datum des Arbeitsbeginns:

   b) Arbeitsfähigkeit in Prozent bei Beginn:

   c) Mögliche Arbeiten in diesem Pensum → Anpassung des Pflichtenheftes bzw. der Funktions- und Aufgabenbeschreibung.

6) Meine Ideen für eine gute Wiedereingliederung bezüglich Arbeitsinhalt, Arbeitsumgebung und Arbeitsorganisation:

7) Voraussichtlicher Verlauf der Arbeitsfähigkeit:

8) Reintegration ins Team oder die Arbeitsgruppe: Infos durch Vorgesetzten, Anpassung Aufgaben

9) Weitere Gesprächstermine mit dem Vorgesetzten:

16.6 Anhang: «Meine Energiebilanz»

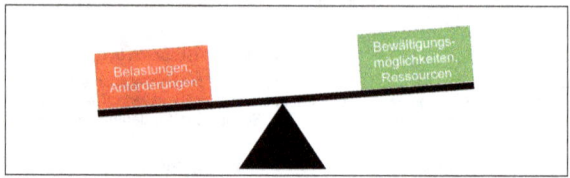

Wenden sie zunächst die Zentrierungsübung Nr. 12.1 an.

1) Mein aktueller Energiewert auf einer Skala von 0 (kaum Energie) bis 10 (viel Energie) ist:

2) Energieräuber und -depots

Das schenkt mir Energie: 😊	Das raubt mir Energie: 😢

3) Ideen zur Veränderung der «Energieräuber», z.B.
   a) in Teamsituation
   b) im Verhältnis zum Chef
   c) im belastenden Umgang mit Kunden
   d) in Spannungen, Konflikten in der Organisation
   e) in Schwierigkeiten am Arbeitsplatz: Lärm, zu grosse Arbeitsmenge…
   f) im Verharren in den persönlichen Antreibern: Perfektionismus, Ungeduld…
   g) im mangelnden Ausgleich zur Arbeit durch Sport und Bewegung
   h) in Konflikten in der Beziehung oder Familie

4) Dieser Energieräuber muss dringend verändert werden und hat eine wichtige Bedeutung für meinen Heilungsprozess:

5) Brainstorming – meine Einfälle zu den Veränderungen:
   a) Was will ich verändern?

   b) Wie könnte ich es konkret tun?

   c) Wer könnte mich dabei unterstützen?

   d) Wann wäre der geeignete Zeitpunkt, zu beginnen und es durchzuführen?

6) Suchen sie aus dem Brainstorming die besten Antworten aus und schreiben sie die Punkte a-d auf ein grosses Blatt, das sie in der Nähe ihres Arbeitsplatzes deponieren oder aufhängen.

16.7 Anhang: Meine Kraftquellen

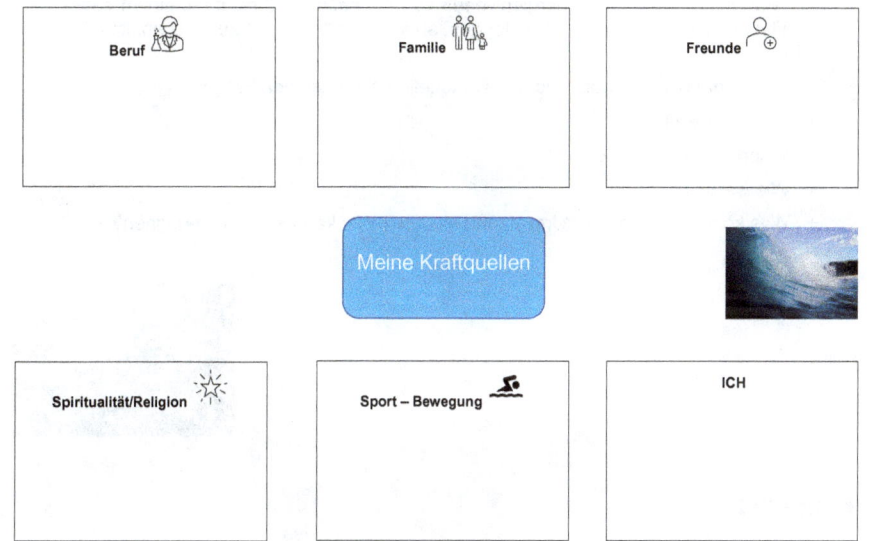

Auswahl meiner Kraftquellen

- Schauen Sie sich die Kraftquellen in den unterschiedlichen Bereichen an und wählen Sie 3-4 bedeutende und wichtige aus. Sie sollten auf einer Skala von 0 – 10 (wenig bis sehr viel) mindestens ein «Energieniveau» von 7.5 haben und nicht mit einem «aber» behaftet sein, z.B. «Ich gehe gerne joggen, aber dies jede Woche zu machen, ist mir zu viel.»
- Planen Sie dann die Anwendung der Kraftquellen mit folgenden Fragen:
    + Was werde ich tun?
    + Wann werde ich es tun?
    + Wie werde ich es tun?
    + Was könnte mich an der Umsetzung hindern? Wie kann ich dem begegnen?

Kraftquelle 1

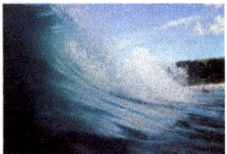

Kraftquelle 2

Kraftquelle 3

Kraftquelle 4

16.8 Anhang: «Säen – wachsen – ernten – aufgeben»: Ein Blick auf mein gegenwärtiges Leben

Schreibe deine Gedanken zunächst in das obere linke Rechteck (2'). Beschrifte dann das Rechteck unten rechts (2'), dann unten links und nach 2' das Rechteck oben rechts.

Was wird gesät?	Was muss aufgegeben/«zerstört» werden?
Was ist reif für die Ernte?	Was beginnt zu blühen?

16.9 Anhang: Berufs- und Lebensplanung

Bereich Arbeitsbedingungen
- Was sind für sie gute Arbeitsbedingungen, d.h. unter welchen Umständen macht ihre Arbeit ihnen Freude und erfüllt sie?

- Welche «Lehren» bezüglich Arbeitsbedingungen ziehen sie aus ihrer aktuellen/vergangenen Tätigkeit? Was darf zukünftig nicht mehr vorkommen?

- Arbeiten sie lieber in einem grossen oder kleineren Betrieb?

- Welche der folgenden Arbeitsbedingungen sind für sie wichtig? (Zutreffendes ankreuzen)
  - ☐ Identifikation mit den Werten und den Produkten der Organisation
  - ☐ Klare Strukturen, Funktionen und Aufgaben
  - ☐ Teamarbeit oder eher «Einzelkämpfer»?
  - ☐ Aktive Organisations- und Teamkultur: Teamgeist, Lernkultur, Respekt und Wertschätzung
  - ☐ Empathischer und unterstützender Führungsstil des Vorgesetzen
  - ☐ Büro/Arbeitsplatz im Unternehmen oder hauptsächlich Home Office bzw. Co-Working-Space?
  - ☐ Grossraumbüro oder Einzelbüro?
  - ☐ Gut ausgestattete Räume und Technik: Schutz vor Lärm, Emissionen…
  - ☐ …

Bereich Fähigkeiten
- Welche besonderen Kompetenzen haben sie im Laufe ihrer Berufstätigkeit erworben?
  - + Fachkompetenzen

+ Selbstkompetenzen

+ Sozialkompetenzen

- Was können sie besser als Kollegen im gleichen Beruf – was geht ihnen «leicht von der Hand»?

- Auf welche Leistungen in ihren vergangenen Berufsjahren sind sie stolz? Welche Fähigkeiten zeigten sie damals, die auch in Zukunft noch wichtig sind/sein können?

Bereich Interessen
- Gab es an ihrem letzten Arbeitsplatz ein für sie besonders spannendes Arbeitsfeld, in dem sie gerne weiterhin tätig sein wollen?

- Welche (Zukunfts-)Themen in ihrem Beruf interessieren sie (besonders)?

- Welche Themen interessieren sie über ihren Beruf hinaus? Was wäre z.B. eine spannende Diskussion, die sie gerne mit guten Freunden führen würden?

- Welche Interessen sind ihnen als junger Mensch wichtig gewesen? Sind diese noch aktuell?

Bereich Lebensorientierung

- Wie wichtig sind ihnen konkrete Sinnerfahrungen in ihrem Leben/an ihrem Arbeitsplatz?

- Soll durch ihre Arbeit «Wertvolles» für die Gesellschaft/die Menschheit geschaffen werden?

- Worin könnte das bestehen?

- Welche zentralen Werte und Normen möchten sie auf jeden Fall weiterhin leben?

Bereich Menschen – Arbeitskollegen

- Mit welchen Menschen kommen sie besonders gut aus?

- Welche Menschen gehen ihnen fürchterlich auf die Nerven?

- Bevorzugen sie geschlechtsgemischte Teams?

- Legen sie Wert darauf, dass sie auch mit Arbeitskollegen ausserhalb der Organisation Kontakt haben, z.B. im gemeinsamen Sport?

Bereich Arbeitsort

- Haben sie bestimmte Vorlieben für einen Arbeitsort: Stadt, Land, Berge…?

- Soll ihr Arbeitsort gut an das öffentliche Verkehrsnetz angeschlossen sein?

- Welche (Lebens-)Zeit wollen sie für den Arbeitsweg aufwenden?

Bereich Vergütung

- Welches ist der Betrag, den sie mindestens für ihren Lebensunterhalt verdienen müssen?

- Welches Gehalt sehen sie aufgrund ihrer Ausbildung und Erfahrung als angemessen an?

16.10 Anhang: Formular «Diamond of opposite»

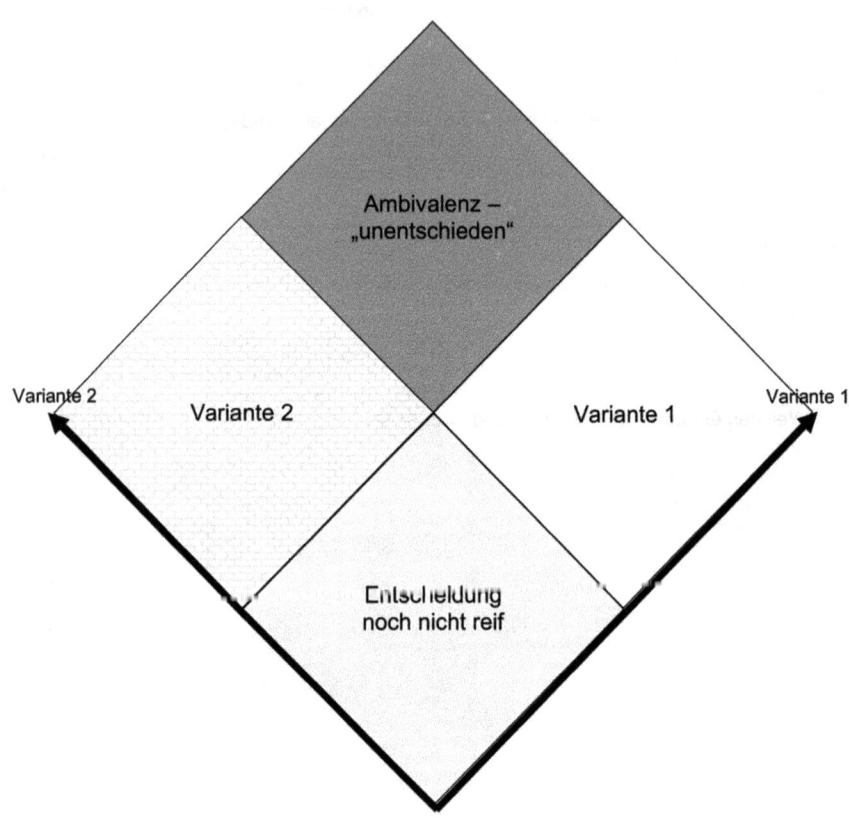

Literatur

Antonovsky, A. (1997). *Salutogenese. Zur Entmystifizierung der Gesundheit.* DGVT

Alters- und Hinterlassenversicherung (AHV). *Invalidenversicherung (IV). Leistungen.* https://www.ahv-iv.ch/de/Sozialversicherungen/Invalidenversicherung-IV/Leistungen#qa-1214. Zugegriffen: 08. Aug. 2022.

Bundesministerium Soziales, Gesundheit, Pflege und Konsumentenschutz. *EIN:BLICK 3 – Rehabilitation. Orientierungshilfe zum Thema Behinderungen.* https://broschuerenservice.sozialministerium.at/Home/Download?publicationId=332. Zugegriffen: 08. Aug. 2022.

Burisch, M. (2014). *Das Burnout-Syndrom. Theorie der inneren Erschöpfung* (5. Aufl.). Springer.

Burisch, M. (2015). *Dr. Burischs Burnout-Kur – für alle Fälle. Anleitungen für ein gesundes Leben.* Springer.

Busch, V. (2021). *Kopf frei. Wie Sie Klarheit, Konzentration und Kreativität gewinnen.* Droemer.

Deutsches Institut für Medizinische Dokumentation und Information (DMDI). (2020). ICD-10-WHO Version 2011, *Personen, die das Gesundheitssystem aus sonstigen Gründen in Anspruch nehmen (Z70-76).* https://www.dimdi.de/static/de/klassifikationen/icd/icd-10-who/kode-suche/htmlamtl2011/block-z70-z76.htm, https://www.deutsche-rentenversicherung.de/DRV/DE/Reha/Reha-Nachsorge/reha-nachsorge_node.html. Zugegriffen: 08. Aug. 2022.

Deutsche Rentenversicherung. *Reha.* https://www.deutsche-rentenversicherung.de/DRV/DE/Reha/Reha-Nachsorge/reha-nachsorge_node.html, Zugegriffen: 08. Aug. 2022.

Dönges S., & Brunner, S. (2005). *Psychosynthese für die Praxis. Grundlagen, Methoden, Anwendungsgebiete.* Kösel.

Frankl, V. E. (2007). *Psychotherapie für den Alltag. Rundfunkvorträge über Seelenheilkunde.* Herder.

Kaluza, G. (2018). *Gelassen und sicher im Stress. Das Stresskompetenz-Buch: Stress erkennen, verstehen, bewätltigen* (7. Aufl.). Springer.

Lauterbach, M. (2011). *Wie Salz in der Suppe. Aktionsmethoden für den beraterischen Alltag* (2. Aufl.). Carl Auer.

Lazarus, R. S., & Folkman, S. (1984). *Stress, appraisal, and coping.* Springer.

Nelting, M. (2010). *Burnout. Wenn die Maske zerbricht. Wie man Überbelastung erkennt und neue Wege geht* (3. Aufl.). Mosaik.

Röhr, H. P. (2016). *Die Kunst, sich wertzuschätzen. Angst und Depression überwinden. Selbstsicherheit gewinnen* (6. Aufl.). Patmos.

Rösing, I. (2008). *Ist die Burnout-Forschung ausgebrannt? Analyse und Kritik der internationalen Burnout-Forschung* (2. Aufl.). Asanger.

Rosa, H. (2016). *Resonanz. Eine Soziologie der Weltbeziehung.* Suhrkamp.

Seliger, R. (2014). *Positive Leadership. Die Revolution in der Führung.* Schäffer-Poeschel.

Scherrmann, U. (2015): *Stress und Burnout in Organisationen. Ein Praxisbuch für Führungskräfte, Personalentwickler und Berater.* Springer

Scherrmann, U. et al. (2020). *Was hilft nach einem stationären Aufenthalt bei Burnout und/oder Depression? Perspektiven für einen «Integrierten Behandlungspfad» Case Management, 4*(2020), 188–193

Schmid, W. (2013). *Dem Leben Sinn geben. Von der Lebenskunst im Umgang mit Anderen und der Welt.* Suhrkamp.

Sprenger, R. K. (2014). *Mythos Motivation. Wege aus einer Sackgasse (20. Aufl).* Campus

Stegmann, R., & Schroder, U. (2018). *Anders Gesund – Psychische Krisen in der Arbeitswelt. Prävention, Return-to-Work und Eingliederungsmanagement.* Springer

Storch, M., & Krause, F. (2014). *Selbstmanagement – ressourcenorientiert. Grundlagen und Trainingsmanual für die Arbeit mit dem Zürcher Ressourcen Modell (ZRM).* Huber

SWICA Generaldirektion. (2013). *Projekt: «Zurück ins Leben».* Unveröffentlicher Projektbeschrieb.

Von Känel, R. (2008). Das Burnout-Syndrom: Eine medizinische Perspektive. *Praxis. Schweizerische Rundschau für Medizin, 97,* 477–487.

Wels, A. (2019). *Behandlungspfade in der (nach-)stationären Behandlung von Patienten mit Burnout und/oder Depression.* Unveröffentlichte Bachelorarbeit am Institut für Health Care & Public Management der Universität Hohenheim.

Weltgesundheitsorganisation (WHO). (2019). Burn-out an „occupational phenomenon": International classification of diseases. https://www.who.int/news/item/28-05-2019-burn-out-an-occupational-phenomenon-international-classification-of-diseases. Zugegriffen: 08. Aug. 2022.

GPSR Compliance

The European Union's (EU) General Product Safety Regulation (GPSR) is a set of rules that requires consumer products to be safe and our obligations to ensure this.

If you have any concerns about our products, you can contact us on

ProductSafety@springernature.com

In case Publisher is established outside the EU, the EU authorized representative is:

Springer Nature Customer Service Center GmbH
Europaplatz 3
69115 Heidelberg, Germany

www.ingramcontent.com/pod-product-compliance
Lightning Source LLC
LaVergne TN
LVHW020331260326
834688LV00037B/974